診療室的人生練習：

和解、告別、釋放，找回平衡的自己

楊重源

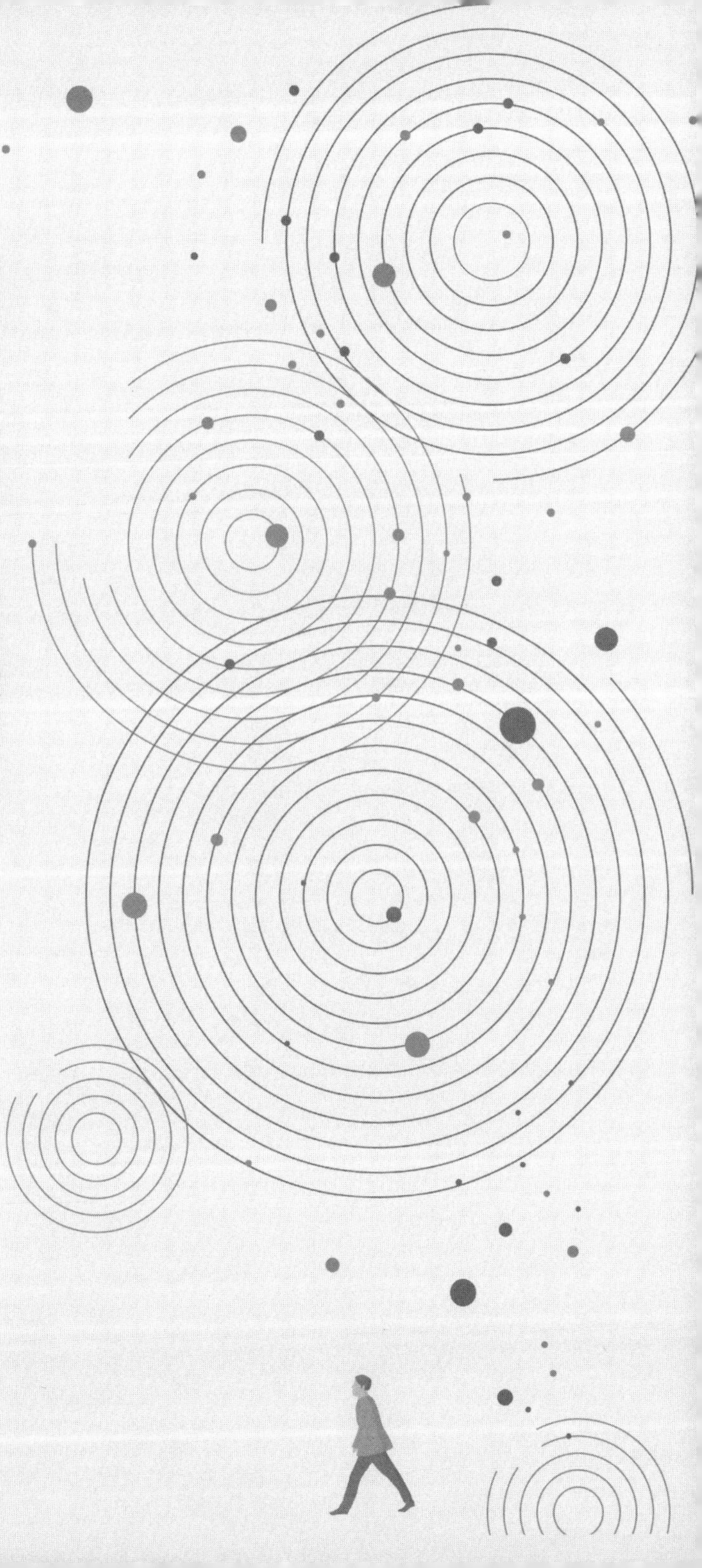

推薦序

「陪伴」往往就是最佳的醫療

劉建良 馬偕紀念醫院 總院長

被後世尊稱為「西方醫學之父」的古希臘醫學家，希波克拉底說過，「有時治癒，時常醫治，總是安慰」（We cure sometimes, treat often, comfort always），醫師對病人常常只是盡力治療而已，偶爾還會將疾病「治好」，但卻需經常去陪伴、安慰病人（或使病人舒服）。身為一位治療癌症的外科醫師（surgical oncologist），我深刻體會這句話的真諦。

上帝創造萬物，賦予生命有自我痊癒的能力，很多疾病根本不必積極治療自己就會好轉，醫護人員只是「陪伴」病人，提供醫療專業知識，適時介入疾病的自然病程，加速疾病痊癒的時間。另有不少疾病，並無法完全治癒，甚至終會步向死亡，醫師所能做的也只是盡力改變疾病的自然病程，幫助病人減輕痛苦，期望能延長病人的寶貴生命，而這期間醫護人員所做的，最重要也是「陪伴」。

在這個功利主義的社會，人的價值觀正逐漸被扭曲，願意用心「陪伴」病人的醫護人員已經愈來愈少了。很高興台東馬偕紀念醫院能有這麼一位既專業又有愛心，願意犧牲奉獻、盡心盡力陪伴病人的精神科專科醫師——楊重源醫師。

晉《論醫》上有一句話：「夫醫者，非仁愛之士不可托也」，一位好的專業醫師需要具備好的人格特質，其中最重要的就是要有愛心。楊重源醫師就是這樣一位具有愛心、熱誠，並能將之付諸行動的良醫。

楊醫師長久以來投入偏遠地區醫療支援，自二〇〇六年起每年遠赴喜馬拉雅山塔須村義診，二〇一四年成立喀瑪國際慈善協會……這些酸甜苦辣的細節，大家可以從楊醫師的第一本書《一切都是剛剛好：台東醫生在喜馬拉雅山塔須村的義診初心》中略窺一斑。但楊醫師並不只是關心遠在天邊喜馬拉雅山的村民，他更心繫於幼時成長故里的鄉親，以自己的專業回後山照顧被社會誤解、冷落的弱勢族群。

身為精神科醫師，楊重源醫師所做的遠遠超過專業醫師所需做的，問診時與病人談天閒聊，關心病人病情之外還關心病人的生活與家人，甚至給予病人物質上的協助。但每天面對這些精神科病人的負面情緒，難免讓楊醫師感到無助、無奈與無望；而在這整個「陪伴」的過程中，有時讓他覺得個人的力量有限。

「愛人如己、關懷弱勢」是馬偕紀念醫院的核心價值，照顧治療思覺失調的病人，本來就是不符合經濟效益的工作，但卻是我們應盡的責任。我們要以愛心陪伴病人，給予病人希望，做到全人照護，期望病人能得到完整的醫治。不只在馬偕總院如此，在後山台東馬偕醫院亦復如此，我們將做楊醫師持續幫助病人的後盾。

讀過這本《診療室的人生練習：和解、告別、釋放，找回平衡的自己》後，你對於這些思覺失調的朋友將會有更正確深一層的了解，你也會發現透過多一點人的關懷、協助與陪伴，這些所謂社會邊緣的朋友們，還是有機會正常生活，回歸社會的。在這愛心逐漸冷淡的社會，相信讀了這本書，會讓你熱淚盈眶，激發你更多的愛心。

鄭重推薦這本《診療室的人生練習：和解、告別、釋放，找回平衡的自己》。

推薦序

說些楊醫生和精神病的事

Echo

楊醫生要我為他的書寫篇文。以一名患者的角度。

「你的文筆沒問題的啦。」他說。

「你哪來的信心啊。」我想。

不過，身為眾多破碎靈魂中沒有徹底破敗的自己，為了回應醫生的期待，為了讓多一點點人了解這個沒有被足夠了解的疾病分類——精神病；也為了能說說楊醫生。我接下了這個任務。

健康完整，只有一種面貌，一如帥哥美女總是長得差不多。破碎殘缺卻是各式各樣。有人沒有手腳、有人不舉、有人腦袋有洞，也有人如同我們精神病友。

而精神病本身造成的問題也是各色各樣，如果你看完楊醫師的書，也能如我初步的了解這些問題的五花八門。或許也因此，你能多少了解以這樣多變的不幸為敵人努力戰鬥的楊醫生。也不見得說偉大什麼的。但那感同身受的辛苦、沒有盡頭的努力和無可奈何的只能接受，或許能理解那麼一些。

我想先說說我的病。屬於患者我的經歷。我也是思覺失調症患者。醫生說的百分之一機率的秋森萬（chosen one）。症狀是幻聽和隨之而來的妄想，發病時間起於二十歲初期。

和一般人並無不同，為了生存我也和這個世界不停的戰鬥。只是我不幸的多開了一個戰場，因為感官和認知的不可信，我要和自己的理智戰鬥。舉一個日常的經驗為例：我坐在學校教室裡，老師專心地講課，台下一片安靜，窗外陽光正好，涼風徐徐，正是適合靜下心學習的氣氛，甚至有人睡著了。

只是我的耳中，靜謐的教室裡正充滿各色雜音。「廢物」「幹嘛假裝認真聽課」「那個白癡以為這樣就能拿到平時分數」「他在看那個女生耶，是不是想要幹人家」「假惺惺」……這些雜音嵌入背景，充滿在每分每秒無論是與人談話或獨處的日常裡。

四周騷亂熱鬧時，這些譏嘲、諷刺和四周他人說話的嗡嗡聲混成一團。每個人都在評論我，都在斜眼觀察等我忍不住了爆發出醜。這些聲音談論著我生活的每分每秒。切成薄片放在顯微鏡下用強光照射，然後用評論細菌的方式和態度分析我的一言一行，所思所想。

這是我大學時代的安靜校園午後日常。

其實，這是我患病時的每日日常。我想殺了所有視線內外，自以為高人一等評論我的人。我想阻止洗澡、如廁時不知如何窺視我並充滿惡意的嘲弄談話。可怕的是，我也聽到朋友、至親的聲音混在其中，我不知如何分辨真假，也無人可以信任。這些聲音變成我生活的主軸，我費盡力氣去擺脫、對抗或無視他們，以至於其他生活內容都過於蒼白而無法感受、記憶和經歷。

這導致的是人際、社會生活的失能和安全網的殘破，孤立於眾人之外，成為名副其實的孤島。也因為如此，人際的不順使得那些不知從何而來的惡意談話更具說服力。越來越孤立，也越來越容易被那些聲音影響。負向的情況惡化的迴圈就此形成。

這樣的日子自然伴隨各式各樣的偏方的求告、尋求宗教的救贖，另外就是各醫院的求診和藥物的副作用。讓自己在真實吵雜的夢境和無聲但意識不清的夢境中反覆循環。自然沒有什麼生活可言，直到回到台東馬偕向楊醫生求診後的某一日。

楊醫生的處遇也不是什麼一蹴可及、立竿見影的神蹟。但一如他自己說的，他一直很「大粒」。他在首次的問診之後，一直始終如一的關心我的生活日常，以一種涉入的方式，而並不僅只是問診和給藥。他確實帶入自己的情緒和關心。苦口婆心的勸導、友善的閒聊，還有玩笑。在我的經驗裡，他自然的包辦了醫師和心理諮詢師的角色。

讀了本書我才知道，他也負擔了社工師的工作。最重要的是，他是一個關心的朋友。對那麼多被眾人放棄，放逐到世界邊緣，無人聞問的病友而言，他是錨定我們於現世的唯一細細的繩索。病人不只是他病例檔案裡的個案，楊醫師深入社區、深入家庭的接觸這些病友。而當有些人和家庭及社區都沒有連結的時候，楊醫師也深入他們個人的生活，並把這些人拉入人際圈，重新進入社區和社會支持體系。或者說，楊醫師和他的團隊就是體系本身。

在醫療方面，對精神病至關重要的投藥。楊醫生不吝使用最新的藥物。會知道這一點，是因為上次也應楊醫師要求，以病人的身分寫了新藥使用的優點心得。這個要求本身我想也是治療。不只幫助病人，也讓病人能夠幫助別人。這是在為人際失利或信心不足的人充能，建立自信的方法。總之，在這個過程中，我才知道，在健保預算的限制之下，使用新藥要忍受各種麻煩，透過層層的公文往來，遵守各種不得不的程序，和醫院的官僚體系進行各種隱而不顯的對抗。

為的是讓患者如我使用更有效、更少副作用的新款藥物。顯而易見的正面影響是，少了曾經使用其他藥物的昏沉和嗜睡，定時定量的使用藥物，遵守用藥紀律的可行性大幅增加。這讓病患更願意也更能夠按時服藥控制病情。

至少，就我自己而言，病情能夠控制並可以和這個疾病和平共存，就是在遇見楊醫師之後。我想自己非常幸運。家庭的資源和支持一直在患病的低潮期間支撐我。現在再回顧病情不穩的那段時間，其實越來越模糊，像漸漸淡去的噩夢。怎麼從深淵回到人間的其實並不清楚，確定的是楊醫師是我復原期間的主治醫師。他和他的新藥和他「大粒」的鼓勵都是我回到人間的原因。要正常的工作、求學。要正常地與人交往。要運動。他會重複地這樣說。有點遺憾的是，可能病情太快得到控制了，都沒有跟上吃牛排、看電影的活動。

謝謝楊醫師，謝謝你不需要做還是做了的一切。

推薦序

浪漫不羈，且以真性情相待的「俠醫」

謝文泰　建築師

我自幼便嗜讀武俠小說，對小說中的俠者孺慕不已。我崇拜的俠，不是名門正派裡戒律森嚴的方丈，也不是老謀深算的掌門，而是浪漫不羈、以真性真情與五湖四海相交的江湖浪人。後來稍長更了解自己之後，才明瞭到那股對於俠氣的崇拜，實在是為了彌補那個因自己怯弱慵懶而做不到的缺口，所投射出來內心裡的那個「有為者亦若是」的典型。

我之所以認識楊醫師，完全是要感謝網路同溫層演算法促成這段美麗的偶然。幾年前的生日前夕，我一時興起追蹤了幾則藏傳佛教的典故以及西藏的旅遊資訊，沒多久，臉書便出現了一段短短的紀錄影片，片內容講述著一位年輕醫師，因緣巧合地踏上了西藏高山上海拔四千多公尺的無醫村——塔須村的故事，年輕醫師面對著貧瘠的醫療環境，看著成群無助的老弱殘疾，心軟的他便每年硬著頭皮、忍著高山症發作的痛苦，年年揹藥上山義診，這一去便是接連十六年的光景；醫師散盡每年三分之二的收入，只為了能夠幫一個是一個。多年來，村裡的人們視他如活佛再世，尊稱他為曼巴，老人更是視他如子，每年淚眼送他下山，再眼巴巴地盼望著他的歸來。我被這段影片深深地撼動，內心久久無法平復。當時我兩眼呆視著螢幕，自忖著：如果換作是我，我自己做得到嗎？這是怎樣的一種高貴情懷？這是怎樣的一種超凡毅力？我不自覺地按下了好友邀請，然後把影片分享到我的動態，當天在臉書上許了生日願望：希望我的好友們能看到這個感人的事蹟，並且以行動支持楊醫師的義行！就這樣，我跟楊醫師便保持著聯繫與關心，彼此分享著許多對於生命以及專業的想法。幾年前，他把這段與高山的情緣寫成了《一切都是剛剛好》一書，隨著書中的每個情節，我被他牽引著忽而擔憂忽而噴笑，原先我以為這段苦行僧般的旅程，讀來心裡勢必相當沉重，沒想到書中的他反倒像是個遊俠似的，時而嚴肅、時而調皮地出入在人生的甘甜苦鹹之間，在書中讀到了醫者父母心，也看到了族人反饋給他的生命真諦。想必，他是真正在實踐中體悟到了塔須村之所以是世界上最匱乏卻是最開心滿足的地方的真義，他應該才是這世上最幸福的人！

有人曾經問：「楊醫師怎麼那麼閒？與其跑到千萬里遠的地方救人，怎麼不救救自己台灣人？」事實上，楊醫師有感於台灣東部醫療資源的相對匱乏，不僅捨棄了多家台灣西部大型醫療機構的高薪邀約，堅持留在他的家鄉台東行醫，這就是用實際的行動實踐著他對家鄉母土的熱愛。作為一位精神科醫師，他無法純粹以生理跟病理的角度去「處理」每一個病人，反倒是必須以極大的比重在照顧病人的心理狀態，並且時時刻刻與撲襲而來的負能量相處，這不論對於一位醫師，甚至是一般人來說，都是極為沉重的壓力。他對抗的不只是有形的病毒細菌，而是無形的精神病魔，面對無形的對手，他必須擁有比誰都更敏銳的感受力、比誰都更堅強的意志力，以及比誰都還樂觀的鼓舞力！也因此，對他而言，病人的成長過程或是生活上的每一個極小的細節，都可能成為療癒過程的關鍵要素！他唯有成為病人的朋友、家人，才能夠有機會一窺對方的生活真實樣貌，也唯有這樣，他才能在病人一團混亂的過去中，翻找到那支開啟心扉，通往藍天的窗扇鑰匙！楊醫師這次付梓的第二本書，記錄了他與病人共處的真實故事，在這些故事裡，我們可以看到病人的無助、怯弱、貧窮與可惡，但也看到了他們同時所具有的堅韌、勇敢、信任與可愛，而我們的楊醫師為了這群讓他「愛恨交加」的家人，除了展現專業醫師的果決、耐心之外，也有著非常人性的失望、擔憂、憤怒與調皮。這些故事不是杜撰的勵志小品，而是我們生活周遭的「真實」，而書中的楊醫師，早已不是我們刻板印象中的「醫匠」形象，而是一個有血有肉，有著至性真情的漢子！

楊醫師不僅赴藏義診、在鄉貢獻，更於每年歲末購米贈予辛苦的人家；但是隨著關懷對象的規模日趨龐大，楊醫師也感到以自身的經濟力量所能做的事情日益有限，同時為了鼓吹更多人投入社會關懷，只好成立一個慈善協會，向社會勸募資金，使善心義舉讓更多人受惠。也有人問：「楊醫師這樣土法煉鋼募資太辛苦了，怎麼不跟其他慈善組織或是財團合作？」這問題我也曾請教過他，他答我，為了讓來自社會各界的每一分善款都能盡量傳遞到需要的人手上，他必須讓行政的開支降到最低，因此也不仿效知名的慈善團體募款用來壯大組織、興築設施；舉凡社會常見的社交取向的勸募模式更不是他所能習慣的，因此如果你支持他的行動、相信他的人格，你便捐助予協會，他會為了不辜負你，而親身付出比你更多的心力去照顧弱勢！這是一種行俠的使命，這是一種仗義的快意，這是他的脾氣！而對於許多關心弱勢，卻苦於時、空客觀條件，無法親自遞送溫暖的朋友來說，只需要在空暇時動動手指參與募資，就有人拚死拚活設法達成你的心願，這世上還有什麼比這個更容易行善方式！書寫至此，我才恍然大悟，楊醫師根本不是在以嚴肅的聖賢為目標在自我期許，而是他本身就是一個浪漫的俠客！他出身市井所沾染一身的俠氣，驅使著他悠游在這樣的角色當中，享受在這樣的付出當中，換言之，當看到有人因他而變得更好，就是他感到最快樂的事了，至於過程中付出的代價為何？在浪漫而快意的俠氣衝腦之際，又怎會算計考慮？我想，除了世人稱頌他的「仁醫」之外，讓我再送他一個「俠醫」的稱號也並不為過！

這段日子不斷翻閱著書中的每則故事，腦海中總浮現電影《綠色奇蹟》裡約翰．考菲（John Coffe）那巨大的身影，他那靦腆的神情以及奇蹟般的神力，在還給世人一個全新的自我同時，也吸納了人間萬般苦難。我想，如果人間真有慈悲的菩薩或是上帝派來的天使，應該就是這個樣兒了吧，只不過他多了點浪漫、至性跟調皮！

謹書于二〇一九年九月十九日

推薦序

我的「地藏控」學長

侯弘偉　高雄地方法院法官

經常會憶起那段青澀歲月，燥熱的夏日時光，兩鬢斑白的老師於講台上，口沫橫飛述說著台東的地理風情：花東縱谷、豐年祭、飛魚、釋迦、洛神花……；而台下的我們，總是不經意地讓目光越過教室窗戶，遙望不遠處太平洋海面的波光粼粼，遙想寬闊大海的無垠無限……。很慶幸自己年少時期能在多元豐富的台東成長受教，尤其，能與楊重源醫師，在同一個高中校園學習課業，更是與有榮焉！

在台東地院服務期間，聽說重源學長去塔須村義診時，曾遭遇高山症發作的不適，決定帶盒「平安皂」給他，祈祝學長諸事「平平安安」。某天早上七點多，帶著平安皂走進馬偕醫院精神科診間，迎面就看到數十位眼神略顯憂鬱的病友，正依照看診序號坐在門前等待叫號。學長即時來電，說他正在病房照顧病人，叫我把平安皂掛在診間，病友會幫忙收下，心中有點疑惑卻也只能照作。有個提著一包土豆的中年男士，跑向前來跟我說：「你也認識楊醫師喔！」我回說：「對啊！我拿平安皂給他，請幫我保管一下，謝謝！」這位病友不疾不徐地說：「謝謝你，楊醫師對我很好，會請我吃牛排，但我若不按時吃藥，會被罵得很慘！」原來學長除了一般精神門診治療之外，也實施社區復健，利用聚會、吃牛排等等方式，讓病友們知道必須遵守團體規範，才能避免自制及社交能力的退化。這些小細節讓我見證學長在台東行醫的真實面貌：總是不厭其煩地叮嚀病人、關心病人，甚至抱著要照顧他們一生的決心，連病友家裡有沒有米飯可以吃、冬天有沒有外套可以保暖，他都會細心關照和設想。

有次，我得知和學長共同認識的法師生病了，且醫療費用即將用罄，我當下立刻告知學長這事，沒想到學長竟說：「學弟！不用擔心，我剛剛已經匯了一筆供養金過去，應該還夠用，若還需要，我會再匯上。」迄今還是常會接到學長的電話，詢問法師狀況如何？醫療費用還夠嗎？病情有沒有好轉？……。我記得學長出版《一切都是剛剛好》這本書時，時常有人質問：「怎麼不先在台灣義診，而跑到國外去？」學長大多莞爾一笑不做解釋。我總想那應該是不夠了解他的人，或是非住在台東的民眾，才會有此一問。佛法告訴我們要做眾人的菩薩，懷抱「無緣大慈，同體大悲」的理念；在學長眼裡，喜瑪拉雅山塔須村的村民、台東的病友、台北的法師、不丹的上師、關山的修女，人人皆平等，學長從未有分別心，就是全心全意付出關懷和照護，善盡「人間菩薩」的本分。

學長非常敬仰地藏菩薩，套句現代用語來說，是個名副其實的「地藏控」。地藏菩薩本願經是描述光目女為了拯救在地獄受苦的母親，一心稱念佛號，並設齋供僧，只為讓母親脫離地獄，免去惡業之苦。我每次讀完地藏經，總會思索著地藏菩薩本願經，除了提供信眾救度至親的法門外，另一方面也啟示眾人諸事永不絕望，即使身處三惡道中的地獄，仍有出離的希望。我深刻理解學長為何是「地藏控」；楊醫師選擇在人稱後山的台東服務，又選擇不太能賺大錢的精神科，還選擇除了門診外還要自掏腰包幫病友復健，須定期前往各偏遠鄉鎮幫忙施打長效針，要一一叮囑管控病友生活習慣、不能喝酒……。想起媒體常見某處若欲新建精神病院，往往引起當地居民恐慌，擔心房價下跌、生活受影響而群起抗議。學長對精神病友不離不棄，不正是如同地藏菩薩般，執意選擇在最困難之處戮力深耕和經營，並篤定的告訴病友：堅持下去就會看到希望。

很開心能受邀為學長的第二本書寫序，書內提及許多學長跑遍台東各鄉鎮看診的故事，我相信只要看完本書，應該不會有人再問學長，為何要跑到手機收不到訊號的塔須村義診了。書中學長也娓娓敘述在台東與病友的互動及付出，讓我們可以一窺楊醫師的尋常面貌。而，日後大家倘若在路上捕獲「野生楊醫師」，也別嚇壞了，因為他就像鄰家大哥哥般，最喜歡騎著一輛老舊摩托車，穿梭於台東各大小巷弄去探視病友。要是再看到他在7－11大聲罵人，也不用太驚訝，因為這正是學長對病友的「另類治療」。

華嚴經回向品的經文：「我應如日普照一切，不求恩報，眾生有惡悉能容受，終不以此而捨誓願，不以一眾生惡故捨一切眾生，但勤修習善根回向，普令眾生皆得安樂。」讓我藉此段內容表達心中對學長的敬佩：楊醫師如同太陽，永遠高掛天際，有人遭遇困難或挫折，他都會在一旁提供支持和鼓勵，並給予暖陽般的叮囑：世間諸事總會撥雲見日，重現光明！

謹書于二〇一九年九月十九日

推薦序

多一分了解，可少一分誤解

神老師&神媽咪（沈雅琪）

在一次朋友轉發的文章中認識楊醫師，追了一陣子發現這個醫生超狂，怎麼會有勇氣帶一群病人和家人去吃牛排？怎麼會願意整理一整個貨櫃的二手衣送到西藏去？

長期收送二手衣的經驗告訴我，楊醫師要整理收到的二手衣一定非常辛苦。捐贈衣物給我的網友都很清楚我對二手衣的要求，一定要乾淨、沒有破損，自己都還願意給自己或小孩穿的衣服，清洗好整理好才能寄給我。但是寄給楊醫師的衣服來自四面八方，我可以想像收到的衣服有多可怕，不適合的可能比可以寄出去的還多。

所以從去年開始，只要楊醫師要送衣服到西藏，我就在臉書上替楊醫師募集，就這樣每次幾十箱的衣服直接寄到楊醫師家，楊醫師再利用中午休息時間一件一件挑選折疊後裝箱，寄送到遠在西藏的高山上，這工作非常辛苦，但是楊醫師寄完一個貨櫃，就又開始整理下一個貨櫃，從來不說苦。

對於「思覺失調症」我們好像很熟悉也很陌生，新聞媒體上看到失控的病患總是害怕，可是透過楊醫師筆下一個又一個的個案，我看到的是很多家庭的辛苦和無奈，家裡有一個「思覺失調症」病患，得花好多心力去照顧。

很多年前帶過一個孩子，沉默寡言，該繳的費用遲遲沒有交，我找她來關心爸爸媽媽的工作，她只說媽媽生病了、爸爸在家裡照顧她，爸爸沒辦法外出工作沒有收入，整個家陷入困境。除了生活困苦，媽媽每天在家裡尖叫、自殘，讓這孩子飽受精神壓力，只要放學就拖著沉重的腳步不願意回家，我常在她回家的路上看見她慢慢地晃著走著，不知道要去哪裡，但也不想踏入那個媽媽失控的家，深怕別人知道這件事，所以總是低著頭，非常自卑。

直到媽媽又發作的那個晚上，在刺耳的尖叫聲中，孩子試圖自殺，我才知道孩子心裡承受了極大的壓力，才十歲多的孩子，在最天真無邪的童年，對於生活沒有一絲希望，絕望的想要放棄生命。除了思覺失調症患者，同住的家屬也亟需要關懷和協助。

這本書的每一個故事都觸動內心，看到其中一篇故事，〈關於那百分之一的機率〉，很多時候我們覺得書裡的、電視上那些失控的場景跟我們距離遙遠，甚至看著他們的故事覺得荒謬，但是當那微小的一％發生在我們的生活周遭，甚至是我們自己身上時，那確切的感受不再只是個數字，而是生命的翻轉，世界的崩壞。

覺得自己跟楊醫師有很多共同點，在幫助特殊孩子和貧困家庭時常覺得力不從心，遭遇挫折時沮喪萬分，感受到自己能力的渺小和不足，只能透過一篇又一篇的文章來抒發情緒，我們不厭其煩的用文字把這些辛苦的孩子和家庭的遭遇記錄下來，只希望大家能看到故事後，站在這些故事主角的立場去思考，我們不在這渺小的機率裡，是多麼幸運的一件事。

多一分了解，就少一分誤解，楊醫師筆下的每一位思覺失調者，都值得讓我們深思，幸運的我們，能為身旁辛苦生活的人做些什麼。

自序

無助、無奈，與無望，都是我生命中成長的養分

出版社編輯又來催我的自序了，原本還想像二〇一四年第一本書《一切都是剛剛好》一樣，拖延到出版社受不了直接印製了的劇本……，心頭上的壓力，真的是三、四千公斤重，感覺自己都焦慮到該掛精神科門診了，也就這樣……失眠了N天！

那幾個失眠焦慮的夜晚，我又好像徘徊在那熟悉卻許久不再的數個夢境之中。

國小某個暑假的一張病危通知單，我那記憶中應該還是年輕的父親就和母親北上住院接受治療，我和哥哥妹妹就這樣「寄養」在叔公家。那時，我還不知道什麼是病危通知單，也不知道爸爸生什麼病，只知道

時間過得好慢，每天總盼望著天一亮，爸媽就會回來照顧我們了。結果天一亮，我依舊沒有睡回自己的床。每天偷偷聽著大人們對話，希望可以知道爸媽回來的消息。我不喜歡在別人家餐桌吃飯，也不喜歡在別人家睡覺，雖然我們家小小的，舊舊的，可是那時候的我，就是不喜歡別人家，而時間就這樣一天一天過去了，終於，我們一家人都撐過了那個暑假，又變回了以前的一家人。

似乎一轉身，我又來到了國中的時候，住在鄉下鹿鳴橋的阿嬤（外婆），從鄉下被阿公帶來台東市住院了。還是像以前一樣的炎熱暑假，白色的病房，白色的床單，再加上那沒有血色偏白的阿嬤。陪著阿嬤在醫院的那些日子，病房只有轉個不停的電風扇，永遠驅趕不了那種病房的味道，每天總是感到煩悶，不過至少有我最愛黏著的阿嬤，當時的我總是想，應該再幾天阿嬤就可以回家了，這樣我又可以繼續黏著阿嬤回鹿鳴橋吧！結果又是同樣的病危通知單，癌細胞慢慢地侵占阿嬤的身體，我記得阿嬤跟我說她痛得不想活了。當阿嬤痛苦地呻吟的時候，而我能做的就只是陪著阿嬤一起哭。記得我們再回阿嬤家的時候，等待我們的，只剩下阿嬤的照片了，而那一張照片，也是前一年阿嬤生日時特別為她拍的。

再次翻了身，我來到了大二的暑假，考完期末考，也沒有特別整理宿舍，就匆忙地趕回台東，結果還是一樣的病危通知單。我，媽媽和爸爸坐著救護車趕到花蓮安排住院，當安排好住院事宜，媽媽又急忙地坐火車回台東繼續麵攤生意，留下了幾件我和爸爸的衣服，和一張所剩不多的提款卡。我永遠記得媽媽要趕火車回台東時的背影，我當然了解媽媽不是狠心地留下我們，而是她必須繼續工作賺錢，一家人的生活費，再加上爸爸住院費用，都逼著她一定要狠心回台東的急迫啊！又是一樣沮喪的暑假，而我只能每天陪著爸爸在醫院的治療中移動，一會兒好轉，一會兒惡化，擾動著我每天起起伏伏的情感。我記得媽媽來醫院辦出院的那天，爸爸因為生病體弱，老了許多，而媽媽也因為不眠不休的工作，老了很多，一旁的我，更好似什麼也做不了的挫敗，只能這樣淡然地看著爸爸媽媽。

又一轉身，我是剛剛穿上長袍的精神科主治醫師，努力地熟悉診間裡陌生的一切，而坐在候診椅上的，是剛剛夢境中的那三個不同年齡的我。突然間，我被一陣熟悉的聲音拉回了現實世界，原來是每天叫醒我準備上班的鬧鐘，而我也如往常一樣急急忙忙地趕著早上的門診。

在門診的空檔，我這樣問著自己，「楊重源，你真的適合當精神科醫師嗎？如果人生再次選擇，你還會選擇當精神科醫師嗎？」是啊！我真的適合當一個精神科醫師嗎？當自己詢問自己的時候，我的內心卻出乎預料的平靜無波，是啊！對於許多人而言，我真的不適合當精神科醫師，因為我身上有太多不建議當精神科醫師的特質。注意力不集中，容易分散，沒有耐心，情緒化反應，太容易有大波動的情感互動，淚腺控制能力不足……大概可以再列舉出十來個，都覺得我好像走錯行一樣的挫敗了，不過我也常如此阿Q地跟自己說，反正如果當初選錯了，我也不小心在精神科打滾了快二十年之久，現在後悔應該也來不及了吧……

我也只好繼續「將錯就錯」地當我的精神科醫生了！也只好委屈我治療的病人，麻煩他們繼續包容我這樣不夠專業的形象了。

可是我也常常問自己，到底怎麼樣才算是符合大家期待的精神科醫師呢？為什麼屬於我自己真實個性那部分的特質，就不符合大家的期待呢？

我們都可能因為一本小說，一首詩詞，一部電影，就覺得難過、沮喪、快樂、興奮，甚至有起起伏伏的情緒變化，而每天在我門診來來去去的個案，也是來來去去的人生故事。這些可都是比小說、詩詞，或電影都來得更真切且真實。許多的苦，許多的痛，許多的傷，就這樣幾乎不遮掩地裸露在我的眼前，當他們說完自己的故事，然後像穿衣服一樣，再一件一件地穿回，再回到好像什麼事都不曾發生的生活之中，在這個情境裡，除了個案當事者描述的內容與情緒，而作為治療者的我，對於這個個案，對於這個故事，我又有怎麼樣的感受與情緒呢？

是啊！我就像看一本小說一樣，因為故事內容，而有了滿滿的情緒起伏，而當一個「專業」的精神科醫師，怎麼可以跟著病人的情緒而起伏？這樣又如何保持自己的「專業」呢？是啊！我就是這樣「不專業」的精神科醫師，會因為病人的事而難過，當然也同樣會因為病人的事而高興，甚至還有可能很「大粒」的罵病人，是啊！這就是真真實實的我。一個許多人眼中認為不夠「專業」的專業精神科醫師。

也許因為自己不符合記憶中專業形象的精神科醫師，常常也就會有許多朋友擔心我的「情緒狀態」，尤其精神科門診總是有太多的負面情緒，擔心我會不會也跟著落入情緒幽谷之中呢？

是啊！我想大概很少有人因為「好心情」來看精神科的門診吧？每天門診裡反反覆覆的故事，不外乎，憂鬱、沮喪、失望、挫敗、焦慮、落寞的情緒，可是為什麼病人的負面情緒就一定是帶給人壓力的負面能量呢？

當病人說著自己的人生時，尤其在面對著無助、無奈、無望的描述時，某種程度真的容易掉入一個無解的死胡同中。不過對於我而言，面對無助、無奈、無望的挫敗時，似乎沒有其他同為治療者所可能擔心的影響，我想或許是我生長過程中，曾經經歷過太多的無助、無奈，與無望，甚至某些程度來說，這些無助、無奈、無望的感受，都是我生命中成長很重要的養分，所以當病人描述著生命中所謂的負面情緒，我也相對不需思索，而是很直覺地「感同身受」，也許是因為自己過去的生命體驗，才能如此自然而然地面對著大家所擔心的「負面能量」。

我一直覺得，很幸運當初選擇了精神科領域，很幸運當時決定回台東家鄉工作。每一年新年的時候，我都是這樣期許自己，決定回台東家鄉服務，反正扣扣也沒有賺得比其他醫師多，那⋯那就一定要做一些自己喜歡，自己爽，自己有成就感的事。就這樣一年「催眠」自己一次，也是一年鼓勵自己一次。

謝謝這些年「願意」給我治療的病人們，謝謝他們包容我常常很「大粒」的碎念，謝謝他們可以遵守我常常很「大粒」的醫囑規定，更謝謝他們給我滿滿的動力，可以繼續照顧著他們。感謝台東馬偕醫院的

「主管們」，我當然知道有許多人無法理解我在醫療工作上的「反骨性格」，我也了解我是一個讓許多主管頭疼的員工，謝謝台東馬偕醫院包容我這些年不符合經濟效益的醫療服務品質。感恩台東馬偕身心科過去、現在、未來的工作伙伴，感恩大家要包容我很機車、很龜毛、很自我的工作要求，如果沒有台東馬偕身心科團隊的全力配合與協助，我想我的所有治療計畫，應該都完全無法執行。

感謝我的爸爸，謝謝他用他的生命，讓我去了解疾病帶來的無助，無奈，無望的生命體驗。感謝我的媽媽，感謝她陪伴著爸爸和我們一家人，讓我們知道即使面對生命中無法改變的無助，無奈，無望時，也要堅韌勇敢的繼續人生應該的劇本，即使漫漫長的黑夜，天還是會有亮的時刻，只是等待時間的長短罷了。

感謝我的丈人和丈母娘，謝謝他們願意把他們的千金寶貝嫁來隔一大座中央山脈的台東。謝謝我的老婆大人，謝謝她總是被我惹到氣ㄆㄨㄆㄨ，還是願意繼續包容我恣意妄行的一切，不管是在喜馬拉雅山的高山無醫村，或者是後山的台東，她都能給我最安心的全力協助與支持，就像我的水某常常跟我說的，在別人眼中，也許我的尢如何如何，不過在她的眼中，我就是她的尢，我就是這個家的男主人，就是這樣簡單的支持我，就是這樣單純的協助我，更謝謝她為我的生命帶來了兩位小王子，希望將來的某一天，我的小王子看到這本書，不會笑他阿爸胡言胡語。

感謝這本書中所有的主角們，謝謝你們願意讓我成為你們的精神科醫生，謝謝你們願意與我分享你們生命中的點點滴滴，我知道我能為你們做的，真的是太少太少了，所以麻煩你們要繼續乖乖聽話當我最可愛的病人喔！

寫到這裡，我終於可以解決我的焦慮了，我的序終於可以放心交給出版社了，當然更要感謝看到這兒的讀者，希望你們可以繼續容忍我的胡言胡語，感恩不盡！

診療室的人生練習：

和解、告別、釋放，找回平衡的自己

目次 Contents

目次 Contents

目次 Contents

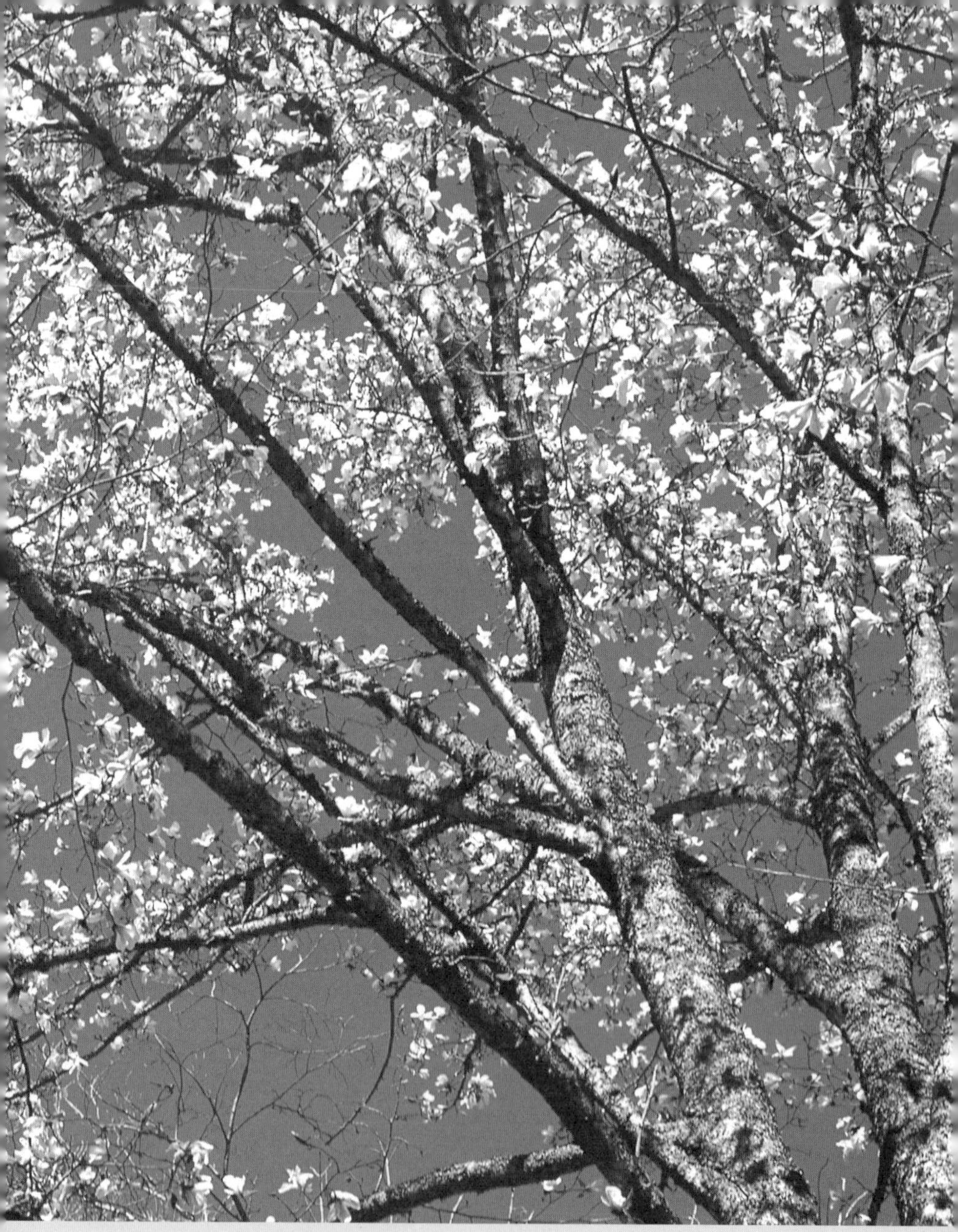

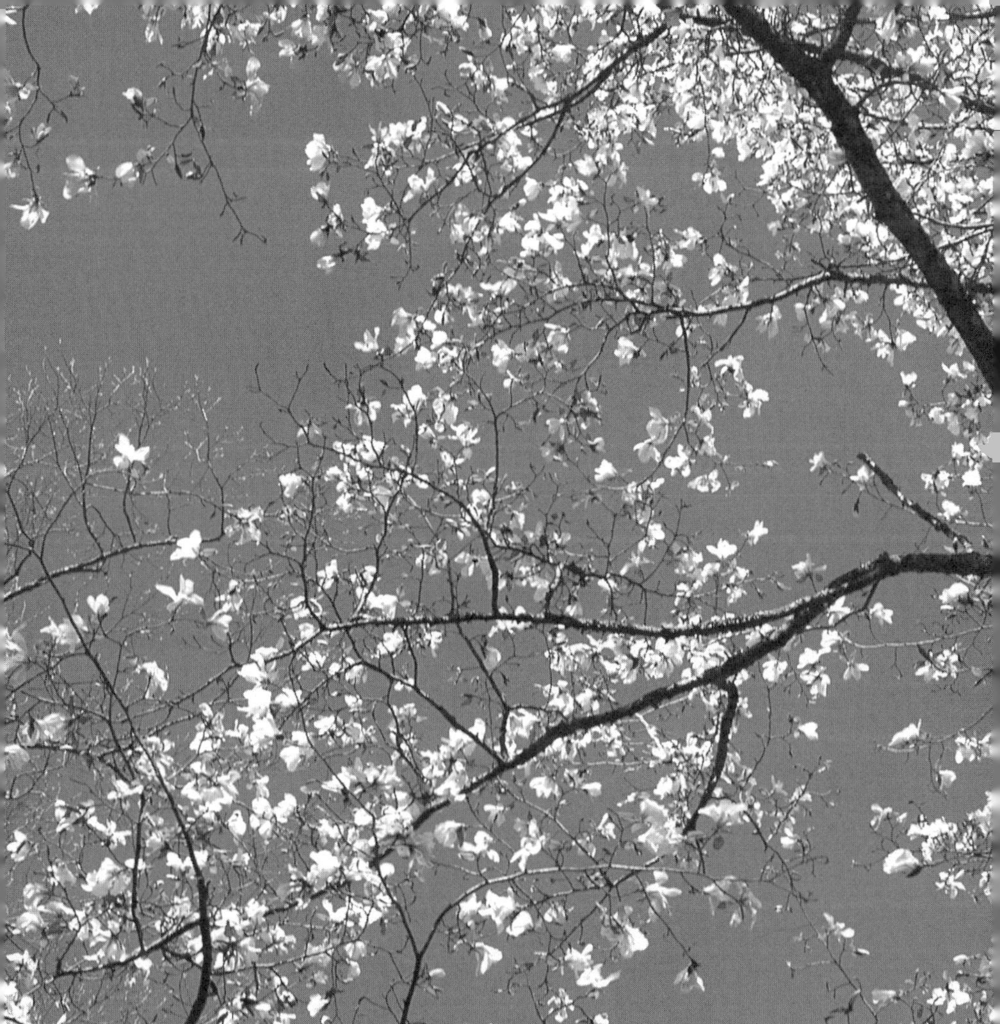

輯 1

完美的生命之歌

感動與不捨的一封信

阿榮，一個快三十歲的大孩子，今天突然收到他寄來的信，驚訝、感動、難過、自責、不捨，種種複雜的情緒，就像照顧他七、八年來一樣的複雜。

阿榮，高中畢業，退伍後，跟著他爸爸開計程車維生。二十三歲那年，急性精神症狀發作，幻覺和妄想打亂了他原本應該青春的節奏。

求神、祭改、辦法事、改名字、搬家換風水，所有你想過的方法，他阿爸為了這個獨生子，什麼都試過。但是，他阿爸始終不願意承認阿榮是精神病，也沒帶他看醫師，每天始終鬱鬱寡歡，終日飲酒，祈求著阿榮能早點恢復正常。

二十五歲那年，他阿爸肝硬化去世了，臨終前，他阿爸將阿榮託付給一個「換帖好兄弟」，請他幫忙代為照顧。爾後，這位好心叔叔就帶著阿榮來我的門診第一次治療。

記得那時，阿榮整個人看起來髒兮兮的，像個野孩子一樣，眼神中露出恐懼與無辜，看著我和叔叔，這兩個跟他沒有血緣關係，毫無瓜葛的陌生醫生與陌生叔叔。就這樣，從此開啟了我和阿榮「無解」的治療因緣。

因為阿榮沒有其他的直系家屬，聽說他母親在他小時候就去世了，所以平時有關阿榮的大小事，我也只能找那位好心叔叔商量。每次出院後，阿榮總能「正常」一陣子，正常的生活，正常的工作。不過，對一個年輕的大男生來說，一個人自己生活，確實是十分孤獨與寂寞的。

他交了一些愛喝酒的朋友，來滿足他寂寞又無助的人生。但是，他總會不小心忘了吃藥，不小心忘了上班，不小心……又是混亂的人生，就這樣住院出院，出院住院，來來回回都不知道多少次了。

而這五、六年來，好心叔叔辛苦折騰了好幾回，後來，叔叔自己有了家庭，經濟上也不好過，加上心也累了，後面幾次住院聯絡叔叔時，他的熱忱也消失了好多好多。

而每次門診，阿榮對我總是非常「敬畏」，他像個孩子似地，規規矩矩的報告他生活起居大小事，而我也像個老人家，唸他酒少喝一點，菸少抽一點，有沒有亂花錢，有沒有乖乖吃藥，三餐吃什麼，有沒有乖乖上班，下班後在做什麼……

對於一個沒有家人的大男生，住在舊舊破破的鐵皮屋，家裡的家具只有桌子、床、衣櫃，和為數不多的幾件衣服而已。冬天的時候，阿榮甚至還洗冷水澡。每次去他家訪視時，除了不捨還是不捨，而我能做的，好像也只能如此，定期的居家訪視，定期的關心與協助，當阿榮不穩定時，協助他辦理住院治療。

之前，阿榮因為干擾社區太嚴重，後來被房東趕了出來，變成了居無定所。我和叔叔足足有大半年的時間找不到這個消失的孩子。而叔叔說他累了，做得也夠多了，無法再處理阿榮的事。一個沒有家，也沒有家人的大孩子，疾病、退化、社區干擾等等的問題把阿榮困在人生路上。

我殘忍地和叔叔討論，評估將阿榮轉到慢性精神科病房復健安置的可能性。

一個居無定所，沒有家人，心智生病的孩子，沒有錢，沒有朋友，沒有工作，三餐沒著落。我與阿榮討論後，自私地幫他決定，轉其他醫院復健安置，讓阿榮在一個穩定的醫療環境，接受規則治療，接受職業復健訓練，有飯吃，有地方睡，有人關心他，有人照顧他。

自私的我，也只有如此，或許這也是唯一的選擇。

阿榮轉院治療後，聽叔叔說適應上還滿配合的。工作一忙，不小心也就忘記了這個孩子。當收到阿榮的信，彷彿又看到那個高高的大孩子，驚訝、感動、難過、自責、不捨，捨不得他那年輕的歲月，無奈他那變調的青春，只可惜，我只是一個小小的醫生，一個路人甲的醫生，很無奈，能為他做的只有這些，也只有專業醫療的協助而已。

阿榮總是說，在這個世界上真正愛他的，關心他的，在乎他的人，永遠只有二、三個。請你們大家一起為阿榮禱告祝福吧！

阿榮，你要乖乖聽那邊的醫生、護士以及工作人員的話，要好好加油喔！對不起，我只能遠遠地為你加油和祝福了。

阿榮，加油！加油！加油！

兩難的選擇

阿青，他不是我的個案。他的父親，六十多歲的年輕老人家，因為車禍造成半癱，生活無法自理。

阿青的年齡和我差不多，在外地有一個很穩定的工作，也有一個愛他的太太和孩子，半年前因為父親的一場車禍意外事件，阿青的人生計畫，全部都改變了。

他辭掉了那很穩定，大家都羨慕的工作，放下在外地的所有一切，包含愛他的太太和孩子，一個人回到台東照顧半癱的老爸爸，只因為擔心生病的老爸爸，只因為捨不得母親一個人照顧生病的爸爸。

記得阿青第一次帶著爸爸來看門診的時候，他說爸爸因為車禍半癱之後，情緒變得非常非常的不穩定，聽完了他那半年照顧爸爸媽媽的故事，我的心中，非常捨不得這個孝順的兒子。

我請志工把爸爸先帶到診間外，接著與阿青分享我自己過去的故事。記得我父親去世之後，我的一顆心就記掛著在台東一個人生活的媽媽，後來終於鼓起莫大的勇氣，決定回來台東工作，陪伴獨自生活的媽媽。

當然也有人會問我：「幹嘛是你回家陪媽媽生活呢？而不是你的哥哥或妹妹呢？」

其實這樣的選擇，是我自己的決定，幹嘛那麼無聊地牽扯到哥哥或妹妹呢？而我也就這樣不小心回來台東工作十三年多了，如果你問我，會不會後悔當初選擇回來台東呢？

我想，我必須誠實面對自己的想法。其實，我一直有一個後悔的想法，如果我沒有回來台東工作，我的工作，我的生活，我的所有一切，應該都會有完完全全不一樣的發展。

這時候，一定又會有人說，既然以前自己就決定要回來台東陪媽媽，現在自己卻又說「後悔」，那……那不就是太……前後矛盾了嗎？

是啊！我誠實面對自己真實的感受，我為什麼不能誠實說「後悔」呢？如果沒有回來，我應該會有更好的發展啊！不過，也因為當時決定選擇回來台東，這些年比較多的時間，其實都是媽媽陪伴我，照顧我比較多。

也因為回到自己的家鄉，才有機會去做這些大家覺得無聊的事啊！才可以去喜馬拉雅山建置高山簡易醫療站，才可以變成一個比較不一樣的後山怪咖醫師。

所以，為什麼我要那麼冠冕堂皇的說我不後悔呢？那……也……也……太噁心……太虛偽了吧！

就這樣，我提醒年輕的阿青，誠實地面對自己內心的感受，才能有更多的力量去面對當下的困難。捨不得一個孝順的兒子，卡在老爸爸老媽媽和妻子小孩之間，提醒他自己身上還有許多應該的角色，不僅僅是照顧父母的孝順兒子，還有一個角色叫做先生，還有一個角色叫做爸爸，更還有一個角色，是自己。

人世間的事，本來就沒有什麼對與錯，選擇了東，西就會怨你，選擇了西，東也是會恨你，那就在不公平的人世間，找到一個自己最舒服，最可行的平衡吧！

如果你是阿青，你又會如何選擇呢？

這個問題，太難了……不適合我這個心軟的人……

聽別人的故事，總是可以特別輕鬆，也總是會給予那「一百分」的建議。對於阿青的故事，我，只有，捨不得。

其實看門診掛號的是阿青爸爸，可是每一次的門診時間，我卻是最關心，最在乎阿青的狀態。

阿青決定「暫時」放下外地生活的一切，回來照顧生病的爸爸和陪伴媽媽。放下了工作，放下了太太，也放下了孩子，雖然他說得那麼……清清淡淡……好像，什麼事情都沒有發生過一般，但是我總能看到他眉頭深鎖的憂傷。

我知道，對於阿青，我能做的真的很少很少，我也只是聽他說說這些日子發生的事情，我也總是鼓勵他，如果可以，多一點點的抱怨吧……把心中的所有不舒服，不爽快，不高興，就像和老朋友聊天一樣的都說出來。

當然，抱怨不能改變任何事情，但是，至少讓心中的情緒可以宣洩，罵完了，丟完了心中負面的垃圾，接著，又再繼續面對那些無法改變的無奈吧。

有人說，一定有什麼兩全其美的辦法吧！我常在想，如果你或我，是故事中的主角，我和你，又能比主角應付得更好幾分呢？所以，當門診遇到這些無解又無奈的個案，其實我大部分的時間都不會給予什麼建議，而我又有什麼資格去給予別人建議呢？

旁觀者說的那些話，徒傷了人心，也傷了彼此之間的距離。對於門診的這些傷心人，我能做的，太少太少，也只剩下了，陪伴吧……

接下來的，就陪著他去經歷，那就在不公平的人世間，找到一個自己最舒服，也最可行的平衡吧！

老媽媽的「烏頭毛」

阿蘭，一個五十多歲的「大女孩」，我回台東馬偕看門診的時候，我就開始認識阿蘭和她的老媽媽了。

十三年前，阿蘭媽媽只有灰灰白白的頭髮，從第一次門診開始的時候，阿蘭媽媽就一直問我：「現在的我七十多了，我早就是一個欠人照顧的老人，如果有一天我死掉了，這個什麼都不會的阿蘭怎麼辦呢？」

這些年，每一次的門診，我都這樣回答阿蘭媽媽：「阿姨，你會活到一百歲，不要胡思亂想啦！」

時間就這樣一天一天度過了，近幾年，阿蘭媽媽的頭髮都染成一頭黑髮。剛開始的時候，我以為阿蘭媽媽愛漂亮呢！後來，阿蘭媽媽才跟我說：「我的頭毛染烏一點的話，閻羅王索命時就找不到我了，我才能一直照顧我那個不會長大的仔啊！」

一個老媽媽掛在心頭上的苦與難，聽得當時的我，好似也與老媽媽一樣肝腸寸斷。

今年初，老媽媽半夜跌了一跤，體力，精神突然間少了一大截，阿蘭媽媽沒有多餘的力氣去染黑頭髮，原本老媽媽記憶中灰灰白白的頭髮，已經變成了一頭全白的頭髮了。彎曲的腰桿，蒼白的頭髮，滿臉的皺紋，是啊！阿蘭媽媽已經是八十多歲的老人家。大部分這個年紀的老人家，應該在家裡幸福地被其他人照顧著吧！

看著阿蘭媽媽還撐著老命照顧著生病的孩子，沒有染烏頭髮的阿蘭媽媽，她變得更加焦慮與不安，她慌張張地跟我說：「楊醫師，我沒有染烏頭毛，索命閻羅王會不會很快就來取我的命？如果我死了，阿蘭又該怎麼辦？」每每聽到這樣的問話，大家就不難知道每次門診時沉悶的氣息了。

上個月，阿蘭和阿蘭媽媽沒有回來門診，我和工作同仁一顆心不安地懸著，阿蘭媽媽中風生病住院了，而我的心，剎那之間又沉了許多。八十多歲中風生病的阿蘭媽媽，五十多歲，什麼都退化的阿蘭，兩個都需要家人照顧的病者。知道老媽媽心頭上的擔憂，更知道阿蘭退化無法自理的人生，又是一個個沉重的生命啊！一樣的又是一個放不下的故事。

而我，又該如何在「捨得」與「不捨」中平衡呢？

臨床上照顧病患的時候，故事知道不完全的時候，捨不得當事人，故事知道太多的時候，更多了沮喪與挫折。

大家給了許許多多的「建議」，可能大家都忘記了，我是「精神科醫師」，我已經站在第一線協助病患十多年了。「轉介社福機構」，「尋求社會資源」，真的是說得容易，做的時候就困難重重。

其實阿蘭的爸爸，當時留下了足夠兩個人生活的財產，不過，阿蘭媽媽生病的時候，其他家人把媽媽名下的財產……過戶了……

剛開始是希望，她們倆可以獲得政府社會福利協助，就這樣合理又合法的轉移了。

我們也想，也許看在錢的立場上，這些其他的家人應該…可以…照顧她們吧！

不過，這就是人生的現實啊……

如果父母照顧自己生病的小孩，是一種天性使然，天經地義，理所當然。如果要子女照顧生養自己的父母，常常有時候，就不一定那麼「理所當然」。

不過礙於社會大眾壓力和法律規定，「請」子女來協助爸爸媽媽的醫療照顧，也好似有困難，但是總是可以克服的。不過請兄弟姊妹照顧生病的兄弟姊妹，真的就會讓在第一線工作的我們，十分的挫折，十分的沮喪，十分無力。

我們當然知道一個現實困難，兄弟姊妹照顧生病的兄弟姊妹，當然沒有那麼多，一定的理所當然，更尤其是兄弟姊妹是精神科病患的照顧更是困難。

我們是第一線的照顧者，更知道這樣子的困境，協助兄弟姊妹尋找社會資源來協助生病的手足，這是我們臨床上常常面對的一個困難。但即使我們把什麼處理方式都安置好了，可是有些手足就是擺爛，什麼都不處理，總不能教我們把一個沒有生活自理能力的病人，讓他「放生」在家裡吧！

有時候，我常常在檢討一件事，是不是因為我們平常做的太多了，讓許許多多家人應該負起的責任與義務，就這樣不小心，沒有了，也忘記了。

捨不得病人，所以多做了一些，也會不會因為這樣的「多做了一些」，反而害了病人啊？

開始想念阿蘭媽媽染黑後的烏頭毛，「我的頭毛染烏一點的話，閻羅王索命時就找不到我了，我才能一直照顧我那個不會長大的仔啊！」現在我也更了解她急著染黑頭毛的擔憂了。

想念阿蘭媽媽的烏頭毛，想念一個活到八十多仍放不下孩子的那顆心啊！

而我又該如何在「捨得」與「不捨」中取捨呢？

方董的富裕與貧乏

小方，大概只有我如此無禮的這麼稱呼他，因為大部分的人看到他，都會尊敬的叫他：「方董。」

提起小方的青春歲月，大概是讓每個人都非常羡慕的人生，用白話一點的方式來說，他就是一個家境富裕，含著金湯匙出生的少爺，所以這也是為什麼大家都叫他「方董」的原因了。

我是不清楚他們家究竟「好野」到什麼程度，因為即使經過了這麼多年，度過了人生不同階段的許多「變化」，可是從他的身上，依舊可以清楚感受到那種玩世不恭的「大少爺味」。

剛認識小方的時候，他看起來好像什麼都有，也好像什麼都不缺，而他只是輕描淡寫，簡簡單單地說了一個「失眠」的困擾。可是在我的眼中，他就是一個很「貧乏」的人啊！

他不可置信的笑著說：「我現在所擁有的一切，是絕大部分的人終其一生一直努力追求的，但即使他們再怎麼努力，可能也很難做到的。我啊！可以說是『多』到沒有什麼感覺了，我怎麼可能會是你口中說的那一個『貧乏』的人呢？」

是啊！大部分我們「正常人」沒有的東西，他可能真的是多到沒有什麼感覺了，但是，我們大部分的人「應該」擁有的一切，卻可能是他過去這麼多年以來，一直不曾擁有過的。

年紀輕輕的他，在懵懵懂懂，什麼都還不知道的年紀，就孤伶伶的，一個人獨自被送到外國去讀書，至於讀了什麼書，讀得如何，反而不是重點了。所以我才會說，他應該什麼都有，不過，也應該什麼都沒有。

他不喜歡我當下用那麼「直白」的說法來形容他，因為一般他與任何人的互動模式，他都是享有VIP超級禮遇的服務。不過在我的眼中，「好野」是他家的事，為什麼這樣莫名其妙，無聊的理由，就可以得到我的特別照顧呢？

也因為我那「直接」的治療方式，之後，他就消失在我的掛號名單之中了。

我和他的「再一次」見面，他卻是處於一個「大病」之後的狀態，年紀輕輕的他，真的是「人不輕狂枉少年」的最佳代言人。一般我們覺得「匪類」的事情，他啊……大概都是其中屬一屬二的高手，他把「青春」這兩個字，大概不知道用了翻了幾番。

不到四十歲，理論上，應該是再簡單不過的醫療病歷。可是，你所知道的中老年人慢性疾病，卻莫名其妙地一個一個「黏」在他的身體上。他每天的日常三餐，精心搭配著各種美食與美酒，此外，順便還要再配著一大把的藥物。

而他的婚姻關係，也和他的青春歲月一樣的「不可思議」。「複雜」到我最後都放棄一一去爬梳與了解，我都不知道要用「精彩絕倫」來形容他的人生，還是該用「荒唐至極」來形容比較恰當和適合了。

只是，人生跌了一大跤的他，依舊是一副吊兒郎當的輕狂和叛逆，他只顧著分享他那多彩多姿的人生經驗。不過，我卻觀察到，以前我所看到的他的「貧乏」，他卻藏在內心更深的地方了。而且，我從他的身上，絲毫感受不到「快樂」兩個字的存在。

我一直俗氣地認為，「大病癒後」的人應該會有更「不一樣」的人生體驗。可是小方卻邁向一個更加「誇張」到不可思議的劇本。

而且讓我一直很驚訝的是，小方幹嘛又回來我的門診啊！在別的地方，他可是VIP的方董，可是在我這，他就是和大家一樣再普通不過的小方。他幹嘛千里迢迢的來排隊看診呢？我不知道我這麼「一針見血」的直白治療，會不會讓小方他……又再次「逃離」呢？

從我的眼中所觀察到的小方，他確實依舊是一個很「好野」的少年董仔。不過，我還是堅持和第一次所看到他一樣的感覺，他看似擁有一切，但卻又什麼都沒有。我們理論上應該簡單就能擁有的一切幸福與快樂，可是我在他的生命故事中，看到他無論如何努力爭取，卻總是極度的缺乏。

看完他那複雜與貧乏的好野人生，我都有點乏了。不知道在小方眼中的我，會是怎麼樣的形象呢？又會是怎麼樣的不可思議呢？

我想，我還是繼續我的簡單生活吧……

簡單的人，比較適合簡單的幸福。

馴服野獸的方法

小宇在大部分的人眼中，是一個流氓。不過，曾經的他也真的是一個小流氓。

二十出頭歲，我就認識他了，那時的他，又火爆又衝動又暴力。殺人，搶劫，偷竊，酗酒，吸安……你想得出來的壞事，他應該全部都幹過吧！

後來，他被抓去關，也關了好多年，我也幾乎都忘記了他的存在了。前年初，他出獄了，老媽媽覺得他應該會重新做人，當了幾個月乖巧聽話的好兒子，結果又開始「碰」了不該「碰」的東西。

老媽媽說：「小宇脫光光，在家裡『起肖』放火燒房子。」就這樣，小宇又被送到我的病房了，就像古時候小宇住院治療的經驗。

剛開始的他，兇狠狠的像一頭野獸一樣，三字經，五字經，七字經，九字經，再加上問候每一個人的生殖器，不過很奇怪，只要是我查房的時候，他就從兇狠會咬人的野獸，變成很乖的小狗小貓一般。

護理人員開玩笑說：「他平常威脅我們，只差沒有殺死我們，結果遇到楊醫師啊！立即『消風』，變成有禮貌的小孩子。真的是『一物剋一物』！」

出院後的小宇，其實真的進步很多，至少每一次門診「驗尿」都過關。不過對於大部分的人而言，看到小宇應該都會……敬而遠之吧！

也因此小宇腳踝骨折的問題，被許多醫院的骨科醫師拒絕了，因為他每一次去骨科門診的時候，只要骨科醫師說的話不順他的意，他就不小心給人家大聲小聲罵回去，所以可以找的骨科醫師全部都拒絕他。他也就這樣一跛一跛，過了一年多的時間。

我看了，很捨不得，也很擔心。於是開始了我和小宇的「禮貌課程」訓練：要面帶微笑，不可以「結屎面」，走路不可以大搖大擺的，像「生芒果（台語）」一樣，不需要噁心到要「輕聲細語」，但是至少不要那樣大聲小聲吶喊。

每天在門診，不小心就換成我的火氣比較大，因為小宇的壞習慣啊，常常三不五時就破功了，常常對門診姊姊和老媽媽就「大小聲」，接下來當然換成我更大小聲把他「壓」下去，小宇才會再客氣一點地跟大家說對不起。罵完了小宇之後，當然還是要再繼續好好鼓勵他，說真的，其實他真的進步很多很多。

大家換一個角度去想想，小宇是一個自由自在的個體，其實他大可不必每一次門診都乖乖聽話出現，而且我的門診也真的要等很久很久，如果小宇真的不要來看我的門診，說真的，其實也沒有人可以叫得動他。

可是他都是每次門診一開診就來門診外等候，因為他有一個可愛又好笑的邏輯：他竟然擔心我不要幫他看診。

從前的他動刀動槍都習以為常了，那些瞪他的，唸他的，罵他的，大概都躺平了，不是去醫院住院，不然就是去睡公墓了。現在的他對於大家好心雞婆的叮嚀，也都可以乖乖坐著聽「訓話」，只是還有一些根深蒂固的壞習慣沒辦法改變。也許大家期待小宇一覺醒來什麼都變好了吧！

就這樣，「禮貌課程」持續了大半年，小宇也終於沒有被骨科醫師「打槍」退貨了，也終於不是跛腳的小宇了。今天，小宇又乖乖聽話的回來我的門診，一走進來又是像七爺八爺一樣的風格，大搖大擺的，一個很跩的樣子。

當然他還沒有坐下來看門診的時候，立馬又被我「立正站好」地訓話了：「小宇啊！要注意生活上的小細節，才不會那麼容易就讓別人誤會你，這樣才不會一直找工作都碰壁啊！」

小宇依舊像以前乖乖地被我唸，老媽媽又順便說了小宇在家的壞脾氣，小宇偷偷地瞪了老媽媽一眼，結果，他真的運氣不好，剛剛好，又被我當場抓到，當然，我又好好地「大粒」地唸了一下，他像做錯事的小孩子一樣，低著頭不敢說話。

「唸」完了小宇一大段，當然還是要找優點再稱讚小宇一下，而他也真的又像小孩子一樣笑容大開，結果他又趁著我開藥看電腦的空檔，竟然偷偷塞了一顆檳榔。

他以為檳榔含在嘴裡，我應該不會看見吧！結果，當然又被我抓包了，結果，當然又要被我「唸」了。

門診結束的時候，小宇媽媽跟我說：「楊醫師，你真的是小宇的剋星，不管小宇做什麼壞事啊！在你眼前，他就乖乖現出原形。而且，他不但會繼續乖乖聽你唸他，他還最怕楊醫師你不要『救』他。這兩年，他真的改變很多很多，他很多大的壞習慣一個一個被你ㄉㄧㄤ，也一個一個慢慢改，當然小的壞習慣啊！就像你說的，睜一隻眼，閉一隻眼，盡量看他進步的優點，去鼓勵他。否則，有時候真的會氣到想掐死他，也害你像我一樣常常被小宇氣到火冒三丈，謝謝楊醫師的照顧，我也會繼續努力和加油的。」

是啊！這就是我所認識的小宇，也是我認識一直「進步」的小宇。

小宇，要一直一直加油喔！

真心撫慰不安的靈魂

星期一早上的門診，我在一陣忙亂、慌張的情緒中按下了「暴力求救鈴」。

當時在門診中等待醫院警衛大哥前來協助的時間和過程，真的──可以說是度秒如年啊！總覺得時間怎麼會過得這麼慢，心裡始終七上八下、提心吊膽等待著，不曉得下一秒究竟會發生什麼難以掌控和意料之外的事，這樣說，大家也許就能明白當下我的心情了。

在警衛大哥請走這位衝動的病患之後，由於後面還有很多病患在等著我看診，也沒有多餘的時間可以整理和沉澱一下自己的情緒，就這樣，只能當做沒發生什麼事情一樣，繼續當下門診的工作了，現在回想起來，其實還是心有餘悸。

那個在門診裡面「暴衝」的病患，他是一個已經長達五、六年沒有看我門診的個案，具有難治型癲癇、輕度智能障礙、情緒控制障礙等諸多大小症狀。雖然他是一個實際年齡已經三十多歲的大人了，雖然他的身型也是一個很「大隻」的成年人了，可是他的心智年齡大概是處於小學中年級左右，也就是跟一個十歲的孩子差不多。

以前一直都是媽媽陪著他來醫院看診的，自從去年媽媽因為意外走了之後，我想，他的個性大概就因此變得更加退縮，而且也更衝動了。

昨天在診療室的他，也許沒有任何的「暴力意圖」，但是，他那麼大隻的身型，加上他那麼衝動地揮舞著他的雙手，整個人氣ㄆㄨㄆㄨ的，而且非常非常大聲的指責爸爸叫他自己一個人來看病，而且他的雙手差一點都要揮到我的眼前了。

門診妹妹已經完完全全嚇傻了，根本不知該如何是好，而我也被逼到一直往後退，退到快接近診間的牆壁了。當時的我，腦中大概已經想了N種以上的「逃生路線」，因為當下那個氣ㄆㄨㄆㄨ的個案，整個人的情緒完全「卡」在早上和爸爸的溝通障礙之中，即使我已經換了N個安撫的方式，他仍然覺得我和他爸爸一樣，都是嫌棄他的「壞人」。

當我按下「暴力求救鈴」的時候，其實我心裡也著實擔心著，他會不會有更突然的暴力衝動，一邊規畫著我的逃生路線，一邊還要努力安撫著他，真的是一個眼觀四面，耳聽八方的高度警戒狀態。

如果你問我會不會覺得害怕，其實說真的，好像當下沒有那麼多害怕的情緒，反而比較擔心門診新手妹妹的安全問題。當警衛大哥和救援人力到齊之後，暴力危機也算是在某種程度上解除了。

當我們通知個案家屬前來醫院協助的時候，我也開始有點了解，個案為什麼會這樣氣ㄆㄨㄆㄨ的原因了。

因為他爸爸真的有叫他自己「一個人」自己來醫院看門診，而他「一個人」獨自從家裡到醫院的過程中，對於個案來說，仍然存在許多「困難」和「障礙」。不知道是他爸爸對於個案太有「信心」，還是他爸爸根本就「不完全了解」個案的情況呢？

常常不知道該怎麼表達自己的情緒和想法的他，當然也只剩下氣ㄆㄨㄆㄨ啊！其實，之前都是個案的媽媽在旁邊協助一切的，只是當「主要照顧者」離開之後，心智障礙孩子的世界，往往也會因此而跟著土崩瓦解了，因為他們以往熟悉的所有一切，也將會變得完全陌生，而他們和這個世界的連結也因此而被切斷了。

如果今天這樣的情境是發生在其他地方，這對於其他人而言，將會是一個可怕的大災難啊！而且對於這個心智障礙的大孩子啊！何嘗不也是一個讓他焦慮不安的災難呢？

事發之後的我，不捨的心情遠遠超過害怕的感受，只是不知道這個不安、緊張又焦慮的孩子啊！又會在哪一個時間，哪一個地點，哪一件事當中，又會像今天一樣火山大爆發呢？

當家屬平時不願意配合醫囑，也不相信醫療，只有出大事，有麻煩的時候，才會事出突然地丟給醫院處理。對於這樣無助又無辜的個案，身為醫療人員的我們，能協助的，能介入的，能做的，真的很難，也真的很少很少。

希望下一次他再度火山大爆發的時候，沒有不小心傷到別人，也沒有傷害到自己。

也只有祝福這個孩子了！

十七歲的美麗與哀愁

小星，十七歲。一個讓我覺得羨慕的青春，也是讓我覺得美好的十七歲。

只是，在我的眼中，小星，她像個孩子，也像個大人一樣。人生，該懂的，該了解的，她好像什麼都知道了，但她也好像什麼都不知道似的，被爸爸媽媽「請」來看我的門診。

真的是用「請」的喔！爸爸媽媽像「請媽祖」一樣的客客氣氣，輕聲細語的讓我都不知道誰才是長輩了。

因為小星從開學到現在，什麼話也不想說，什麼事都不要做，就是躲在房間裡，死活就是不要上學，爸媽緊張地吃不下，睡不好，也無法好好上班。

媽媽說：「小星她是一個很乖很乖很乖的孩子，她這三個月，常常躲在房間一直哭，什麼也不說，也不去上學，醫生，她是不是『憂鬱症』？她是不是『生病』了？她要不要『吃藥』？」

小星生氣地翻了白眼，嘴巴也更緊了，淚水在眼眶中打轉地快溢了出來，我把心急的媽媽暫時請出門診，留下小星一個人在我的診間。小星一個人在診間靜靜地哭了五分鐘，我也靜靜地在旁邊等著她「整理」情緒。

十七歲的小星，像大人又像小孩。

她到底在想什麼？

她又裝了什麼樣的故事呢？

當小星願意開口說話的時候，我心上沉重的壓力也放下了。因為年輕人，尤其女生啊！一拗起來時，大概要靠「他心通」，或者「通靈」，才能知道他們的心「卡」在哪兒啊！

小星和她的男朋友分手了。小星的他，十九歲，等著兵役通知的少年郎。

過年時，男朋友提出「正式」的分手了，不過，這好像也不是他們「第一次」分手了，只是這一次，男孩子完完全全沒有聯絡小星，男生的臉書，也與小星解除好友關係，而且刪除了所有與小星有關的貼文，Line呢……也是已讀不回的狀態。所以，小星在等待與痛苦中度過了整個寒假和過年。

小星說著他們過去美麗的童話故事，應該是王子和公主的故事啊！小星一心一意想當他一輩子的「新娘」，一個十七歲的年輕「女孩子」，竟然已經決定要當另一個「男孩子」的新娘了！真的是「天真」又「美麗」的人生劇本，只是這樣不怎麼感人肺腑的愛情故事，會不會太早就寫在她的人生劇本了……

聽完了小星期待的公主與王子的愛情大戲，再想想小星稀裡嘩啦，不吃不喝的自虐戲碼，真的不知道，小星是要虐待自己，還是虐待故事的男主角，結果只有虐待在旁邊什麼都不知道的爸爸媽媽啊！

年輕人啊，就是這樣子啊！愛情來了，對方就是他的全世界。至於旁邊的家人、朋友、學業和工作，好像也變得不是那麼重要了。常常一個「短篇」的愛情故事，卻奢望著「一輩子」章回小說的演繹。

小星說完了她浪漫的愛情故事，也苦苦地整理著她盼望男主角的所有心情。

不知情的小星爸媽緊張地問我：「我的女兒，她怎麼了？是不是憂鬱症？」

只是突然間，小星的Line傳來了一串訊息，故事的男主角要約小星去吃晚飯，結果剛剛還掛著兩行淚水的小星，立刻露出了燦爛美麗的笑容。

我想，我應該要從這個可愛故事退場了吧！

小星的沮喪、憂愁、焦慮、失眠……

應該——暫時可以撐一陣子，不會再上演吧！

年輕人啊！只要愛情來了，什麼也都不在乎了。

我暫時把小星爸爸媽媽又請出診間，提醒著正享受愛情酸甜苦辣的小星，不要太早急著決定要嫁給哪一個男主角，要慢慢地，要好好地享受著愛情所經歷的痛苦與美好。

更重要的，不要太早太早當年輕媽媽喔！這樣，大家出去玩，出去唱歌，出去夜遊，你啊！就要被小孩子的尿布奶粉給綁架了喔！

接著，再單獨和小星的爸爸媽媽討論，只是他們完完全全無法相信與接受，他們心目中那個天真又單純的小公主，他們的小公主已經——已經有男朋友了啊！

小公主的爸媽如何接受這樣的故事，應該要下一個章回再分享了。

最後提醒小星的爸爸媽媽，要注意小星的情緒和安全問題。看著帶著燦爛笑容，甜在心頭的小星，其實，我也不知道我到底能做什麼呢……

有關於愛情的功課，好像也沒有什麼人可以教別人該怎麼演下去呢！

而愛情啊！說不定，才十七歲的小星，也許比我們想像的還更是「專家」呢！

談到人生愛情的故事啊！我想，我一定不是一個所謂的專家，至於那些常常自稱為愛情專家的大師，難道，他就真的比大家，比小星更厲害嗎？

愛情啊！愛情……該怎麼上演？該怎麼退場？又該怎麼走下去？沒有人知道愛情故事的劇情怎麼發展下去，也只能看著愛情故事的主角自己怎麼演下去吧！

愛情，也許美麗？也許哀愁？也許荒謬？

愛情，主角的我們，也許我們永遠也不知道吧！

今天的你，享受著愛情的美好嗎？

今天的你，還在愛情的泥濘中不可自拔……

今天的你，和十七歲的小星一樣，好好享受愛情吧……

大魔王病患的蛻變

阿賜，他大概是我見過，屬於那種人見人怕，鬼見鬼怕的精神病患者。認識他的人，大概都是能跑就跑，能逃就逃，有多遠就盡量躲多遠。他也同時是我們在縣府衛生會議討論最多次的個案，只不過，每一次大概都是以「無解」做為最後的結論。

因為你們所有可以想到的缺點與不足，他——全部都有。無父無母，無兄無弟，酗酒，暴力，衝動，偷竊，再加上精神疾病，沒有任何一個親戚朋友願意出面協助他。因為脾氣差，再加上一副讓人討厭的嘴臉，他就經常這樣流浪來，流浪去的，其實說真的，他也是怪可憐的一個人。

不過，我還是必須很誠實的說，照顧他的前十年，我是真的．真的．真的．非常．非常．非常討厭他。看到他掛我的號，我心裡的OS就是一整個OOXX##XXOO##。

這些年的阿賜，脾氣還是一樣讓人受不了，只是他年紀大了些，身體狀況也似乎越來越差了，看他時常有一餐沒一餐的，難免心生同情與不捨。有時候冬天寒流來了，住在廟裡的廁所躲低溫，我就會因為捨不得想幫他一下，不過一旦與他接觸多了，往往就會立即被他的壞脾氣搞得很氣自己，幹嘛「ㄒㄧㄢˋㄒㄧㄢˋ」沒事自己找麻煩呢？

阿賜他就是有這種非常厲害，令人佩服到無以復加的能力。他可以搞得全病房的工作人員都受不了他，甚至大家總是一直拜託我，懇求我，能不能早一點讓他出院。你們就不難猜測和想像：阿賜本人到底有多機車了！不過，我總是如此鼓勵著大家，其實，也是自己鼓勵著自己：阿賜，他真的「進步」很多了啦！

以前的他，大概可以日夜不停地罵大家髒話三天三夜，從三字經，五字經，七字經，到九字經，甚至問候我們家族所有人的生殖器，也不時威脅出院要殺死我們全家人。

至於現在的他，脾氣一上來，同樣也還是會持續罵人。不過，他現在的功力，大概頂多罵個三十分鐘就消風了，住院的時候，也比較會遵守病房規定了。不知道究竟是阿賜老了，還是這些年來的住院治療，讓他有一些些的小小「進步」了呢？

我一直都是這樣對自己說，一定要相信是阿賜「進步」了，他已經從古時候的超級無敵大機車，變成現在僅僅是五十ＣＣ輕型機車的小case等級了。這樣，才比較有動能，有力量，讓我們大家繼續應付這些「重型機車」等級的大魔王病患。

如果按照大家喜歡的所謂「成功」案例，阿賜應該稱不上是眾人喜歡的成功經驗吧！不過，他卻是我常常與團隊分享的故事之一。

我們醫療團隊的每一個人，我們都是和大家一樣，只是一個普通人。我們會主觀的喜歡一個人，當然，我們也會討厭一個人。就像有些病患比較有我們的「緣」，我們會比較有耐心，願意花時間去照顧他們，可是有的病人就是沒有我們的「緣」，看到他，就讓人不喜歡他，甚至會比較沒有耐性去面對。

我也常常遇到讓我不爽的病人，像阿賜就是擁有這樣人見人厭的「功力」，在面對病患的時候，我們當然會有自己的喜惡，我們也可以有自己的想法和情緒。不過，當我們轉換成醫療人員的角色時，站在我們是照顧病患的立場上，這些種種的情緒和個人的想法，當然要暫時放下，這樣才能比較理性一點面對病患。

至於自己對於病患不爽的那一部分，就是看每個人自我調適的功力了。他們是生病的一群人，更重要的是，他們是一群不是故意生病的人，也希望自己不要生病的精神病患者。

如果生氣也是過一天，不生氣、放下也是過一天，該選擇什麼，相信答案很清楚。

況且，我是比較沒有那麼多時間去思考「生氣」與「不生氣」的問題，再者，你自己選擇生氣，對方卻是處於不知道，不了解，不體諒的情況，這樣不就是自己浪費自己的時間？

否則，每天要面對這麼多病患的我，氣到都高血壓了，與其和自己照顧的精神病患者生氣，不如想一想晚餐要吃什麼好吃的，這樣，應該會比較有快樂的fu吧？

每天都很阿Q又很愛吃……

每天都一直想吃可是又想變瘦……

這應該是我目前比較大的困擾和煩惱吧！

找到一絲生命光采的希望

阿凱，一個腦傷的二十歲年輕個案。還沒有發生車禍之前，阿凱可真是一個風流瀟灑的青春少年兄，車禍之後，他的大腦撞得像玻璃般碎裂受傷了，真不知道該說是他幸運，還是他的不幸呢？

經過搶救，阿凱很幸運地被救回了一條命，也許因為年輕的本錢吧！他的「身體」真的是慢慢地恢復了，不過，他的「心智狀態」卻退化成三、四歲的小男孩，有些事情，感覺他好像知道，有些則似乎懵懵懂懂，一知半解。

其實與他一起生活的家人都知道，他就是一個身體是大人的「大小孩」，爸爸媽媽得將生活中的大大小小所有事，像在教一個小小孩一樣，一個一個地慢慢教他重新認識與學習。

我會認識阿凱的原因，是因為阿凱慢慢開始有暴力衝動的行為。

阿凱許多的行為和情緒，真的就像是一個三、四歲的小男孩。可是很不幸的，這個小男孩現在是住在一個「大人」的身體裡。小男孩會在地上哭啊！鬧啊！耍賴啊！或者丟東西、摔東西、大呼小叫，甚至誇張一點的情況，大家或多或少都可以猜到一二。

但如果是一個二十歲的大男生，因為需求得不到滿足，他也是一樣賴在地上哭啊！鬧啊！耍賴啊！甚至還會丟東西、摔東西、大呼小叫呢？

大家可以試著想像一下這樣的情境，每當發生這樣的情形時，每一次又將會帶給阿凱爸爸媽媽多大的無奈與無助了。而且阿凱每一次生氣的揮手，每一次情緒失控時摔東西，都極有可能造成爸爸媽媽受傷，這也是非常令人擔心的情況。

記得阿凱和爸爸媽媽第一次來到我的門診時，他真的完完全全就像個小孩子一樣：怕醫生，怕吃藥，更怕打針。眼前一個長得那麼帥氣的大男孩，怎麼——卻是裝著一個小小孩的靈魂啊！極度的不諧調與強烈的對比，我甚至都能清楚感受到阿凱爸媽在照顧上面臨的那種深深的無力感與挫敗。

阿凱的媽媽曾經語重心長的對我說：「楊醫師，如果早知道現在會是這種情況，當時不如不要救阿凱，也許這樣對他、對我們來說，都是種解脫吧！」

有時候，阿凱的爸爸媽媽偶爾會帶他出來四處走走看看，可是，他有時候就會突然「魯小小」，大聲哭叫和吵鬧。許多人只是看到阿凱的外表，看起來「貌似」很正常，就會「很好心」地告訴他爸媽：「你們要用『愛』去包容他，教導他啊！多練習幾次，他一定可以學會啦！」

甚至後來更會說：「你們要教啊！不可以這樣放任他不管啊！不會教孩子，就不要帶出門啊！」就這樣，從開始什麼「好聽」的話，到後來什麼「難聽」的話，都會出現。

「是啊！他是我們自己生的孩子，我們怎麼會不知道要用『愛』去包容他呢？世界上應該也只有我們兩老最愛他了吧？可是這中間真的有太多、太多無法告訴別人的苦啊！」

「如果沒有發生這一切的意外，正常的阿凱，他現在應該在讀書、也交了女朋友，或者在打工，同時也認識了很多好朋友，他應該是這樣青春無敵、美好的樣子啊！」

「可是現在的他，所有的事情，我們都得像教小小孩一樣，一個一個的重新教他，都不知道已經教過幾百次，他學不會的，就是永遠學不會。甚至他現在也變得越來越容易生氣了，有時候都有可能會動手打我們，難道是我們對他的愛不夠嗎？楊醫師，真的是這樣嗎？」

記得當時的我，實在不知道該怎麼安慰這對無助的父母。是啊！事不關己的事，當然可以說的那樣輕而易舉、雲淡風輕。就這樣，我陪著阿凱一家三個人，經歷了三、四年的時間。

每一次阿凱看門診的時候，我好像大部分的時間都是在關心阿凱爸爸媽媽最近怎麼了，陪他們說說最近發生了什麼高興的、生氣的、討厭的事，就像老朋友一起聚會一樣，提醒他們要記得多照顧自己一點，要記得多休息，多放鬆，因為「未來」的路還好長好長。

如果他們倒了，什麼都不會的阿凱，他……又要何去何從呢？甚至更直接、更誠實地說，即使爸爸媽媽眼睛都闔上了，放在心頭的擔憂與痛依舊在啊！

其實說真的，這就是我們面臨的殘忍困境，無奈、無解、無助的人生啊！而我能協助的，真的很少很少……

只能努力在無盡絕望之中，找到一絲絲生命光采的希望。

關於那百分之一的機率

有許多人好奇「思覺失調症」的發生機率是多少？答案是一％。這區區的「一％」對於大部分的人來說，或許只是一個微不足道的「數字」而已，可是對於得到「思覺失調症」的病人而言，它卻又是一個百分之百，真實發生在自己身上的疾病，在意義上，兩者差距十萬八千里。

當精神科醫生多年的我，原本，對於這「一％」並沒有什麼特別的想法，不就是一百個人中會有一個人中獎嘛！直到有一次，在我的門診中，出現了我的高中同學，當時的我，即便執醫多年，卻依舊被那突如其來的「偶遇」震撼著。

再次見面，勾起我青春年少時某段歲月的回憶。十多年前的我和他，是每天一起努力讀書準備大學聯考的小子，是一起努力追逐夢想的少年仔。高中畢業後，彼此為了各自的學業和工作，大家各奔東西，曾經再熟悉不過的同窗好友，也漸漸失去了聯絡。

沒想到，多年以後再次相見，竟是在這小小的診間，兩個人竟以這樣的方式見面，多不可思議啊！但是當我感受到同學表現出的尷尬不安時，就在那瞬間，我突然理解到那「一％」機率的確切意義了。

還記得那天，高中同學在驚訝之餘，掩不住尷尬的笑著說：「哈哈哈！不會吧，同學，這是什麼情況？我是病人，而你竟然是要幫我治療的精神科醫師，可是我並不想給你治療，因為，你永遠就只是我的高中同學啊！」說完，他快步離開。

在那當下，我心中充滿了無限感傷，同學的感受與決定，我懂，雖然有些無奈，但也只能尊重，從此之後，他就沒有再出現在我的門診中。

「是啊！這就是那該死的『一%』的發生率。」

「是啊！這就是那改變一個年輕生命的『一%』！」

因為這令人懊惱的「一%」，我的高中同學或許將會進入另一個讓人不捨，或者辛苦的人生轉折，他的前方可能會面臨重重困境，但是我卻幫不上忙。直到現在，我還是時不時會想起他，很想知道他現在過得如何。

所以，我總開玩笑說，是老天不小心在我的病患身上開了個小玩笑，就像上天對待我的同學一樣。我捨不得高中同學的遭遇，也就如同我捨不得我周遭所有的患者是一樣的心情。

然而我也知道，自己能為病患做的事情相當有限，在醫病治療的過程中，有很多時候我也常感到力不從心，遭遇挫折時也會覺得沮喪。每當自己無能為力時，就只能藉由文字發洩無解的情緒，我不厭其煩地用文字記錄著病人的案例或狀況，就是希望大家能在看到我的文字後，去真實體會我們不在這「一%」發生率下是件多麼幸運的事，所以要懂得珍惜。

我希望大家能真正認識「思覺失調症」這個疾病，去了解它，然後接受它。當然還要想想如何為幫我們大部分人擋下那一%疾病發生率的病人加油鼓勵，因為這百分之一的機率也有可能發生在你認識的人或所愛的人身上。

幸運的是，我是照顧他們的精神科醫生；幸運的是，他們是我照顧的病患，我很謝謝這些願意被我照顧的病患，因為在照顧他們的過程中，讓我感到很幸福。

每天一點點的進步就夠了

阿興，是一個許多人會「懼怕」的狠角色，我第一次看到他，就被他滿身的龍鳳刺青嚇到，我想任何人看到都會怕……，他的過去絕非三言兩語能夠講完，他以前是混黑社會的，逞兇鬥狠、腥風血雨的黑幫故事就是他的人生寫照。

我當然沒有機會參與阿興年輕時的黑歷史，倒是我跟阿興媽媽認識比較久，比較熟，我是在阿興「出獄」後，才認識「洗心革面」重新做人的他。

我深刻記得，第一次來門診的阿興，心不甘情不願，他看起來很不爽，臉很臭，眼睛兇兇地直視我，我當然知道他是被他的老媽硬拗著來看病，所以會這樣一點不奇怪，他說直覺告訴他，這位醫生肯定和她老媽是一個樣，嘮叨愛碎唸，他還說如果醫師一直唸他的話，就準備在診間「翻桌」大鬧一波。

那一天，我先聽完阿興媽媽的擔心牢騷後，就請老媽媽先出去外面等候，只留下阿興與我單獨會談，阿興一開始先談著自己走過的江湖路，出獄後的各種挫折心酸。

我安靜地聽著他說著出獄之後遭遇的種種挫折與沮喪，覺得他並沒有多糟糕，至少他都願意面對，當我正想著要講幾句鼓勵的話回應他時，阿興的淚突然嘩啦嘩啦地落了下來。

所以我沒有再多說什麼，只是緩緩地遞衛生紙給他，然後繼續聽著阿興未完的故事，就這樣過了半個小時。

他對我說：「楊醫師，你知道嗎，我剛剛出來的時候，就沒一件事是順利的，我當時走投無路，感覺自己只剩下兩條路可以走，一條就是再走回頭路；另一條呢，就是自己結束自己生命的路。」

阿興流著鼻涕和淚水說：「看過我像今天這樣哭過的人，大概都已經住到公墓去了。楊醫師，謝謝你願意相信我的話，我知道以前的我實在太過『匪類』，但就是很感慨啦，人生這麼短，而我糊里糊塗胡亂亂過，不孝呀，這麼大，還要老母親日夜操心，現在後悔，會不會太晚啦？」一個社會邊緣的人，發出語意深長的懊惱之言，他的眼中散發對未來的迷惘，久久不散……

「還有，謝謝你在我被關時一直給我阿母信心與勇氣，阿母說你一直給她鼓勵跟洗腦，叫她要對我有信心，說我一定會為了阿母好好重新做人，我現在一定不要再當『歹子』了，因為我不想再看到我阿母為我掉眼淚。」這些話讓我聽了很感動。

就這樣，一轉眼，阿興已經「出來」三年多了，我也照顧他這麼久了。

現在的阿興認真工作，收入不高也很辛苦，但他認分知足，很努力，每一個月他都會乖乖來醫院報到，然後像業務員給老闆做月報一樣，告訴我他做了什麼事、遇到什麼問題、心態又做了哪些調整等等，大事小事他都如實稟告。

有一次，我跟他說：「阿興，現在的你已經一百分了，有不錯的工作，收入雖然沒有以前那麼多，但可以每天照顧愛你的阿母，我都不知道還可以幫你什麼了，你可以不用再回來門診，門診要等那麼久，還要浪費掛號費。」

這時，阿興半開玩笑說：「楊醫師，我要是沒有來看你的門診，我的阿母又會開始擔心，又會碎碎唸和胡思亂想，況且我回來跟你說說話，發發牢騷，然後給你『大力』唸一下，然後，再給你『大力』的鼓勵一下，這樣，感覺比較有衝勁，才能繼續加油下去啊！這樣，感覺多一個人關心我，才能提醒自己不再去走以前的『歹路』啦！」

看到一個浪子回頭，如今，認真為生活打拚，用心照顧著始終對他不離不棄的老阿母，說真的，每一次當我看到阿興有任何一點點的進步，都滿有成就感的。

現在的阿興已經跨過最難過的門檻，只要有人願意給他機會，給他鼓勵，他還是可以懷抱著希望去擁抱世界。

阿興呀，希望你能好好堅持下去，當一個好兒子，別忘了，你對母親有過的承諾；也別忘了你跟我說過的話，要踏實走好每一步，不要辜負大家，也請你要保持跟現在一樣的努力唷！

持續不斷地關心我的病患是身為醫生的職責，我知道他們要的不多，就只是被包容、被尊重、被理解、被關懷而已，只要有人願意多付出一點，他們的世界或許就會不同。

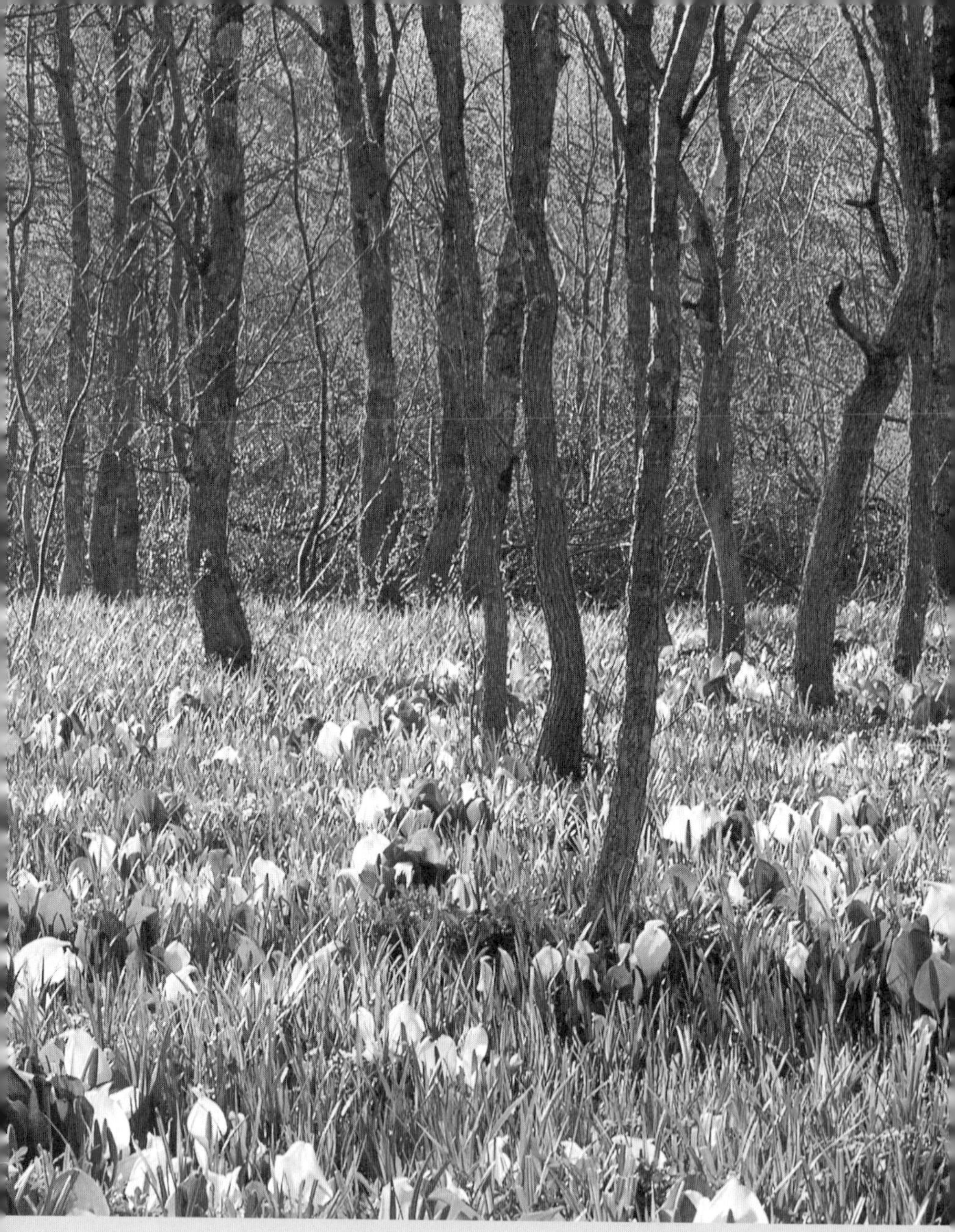

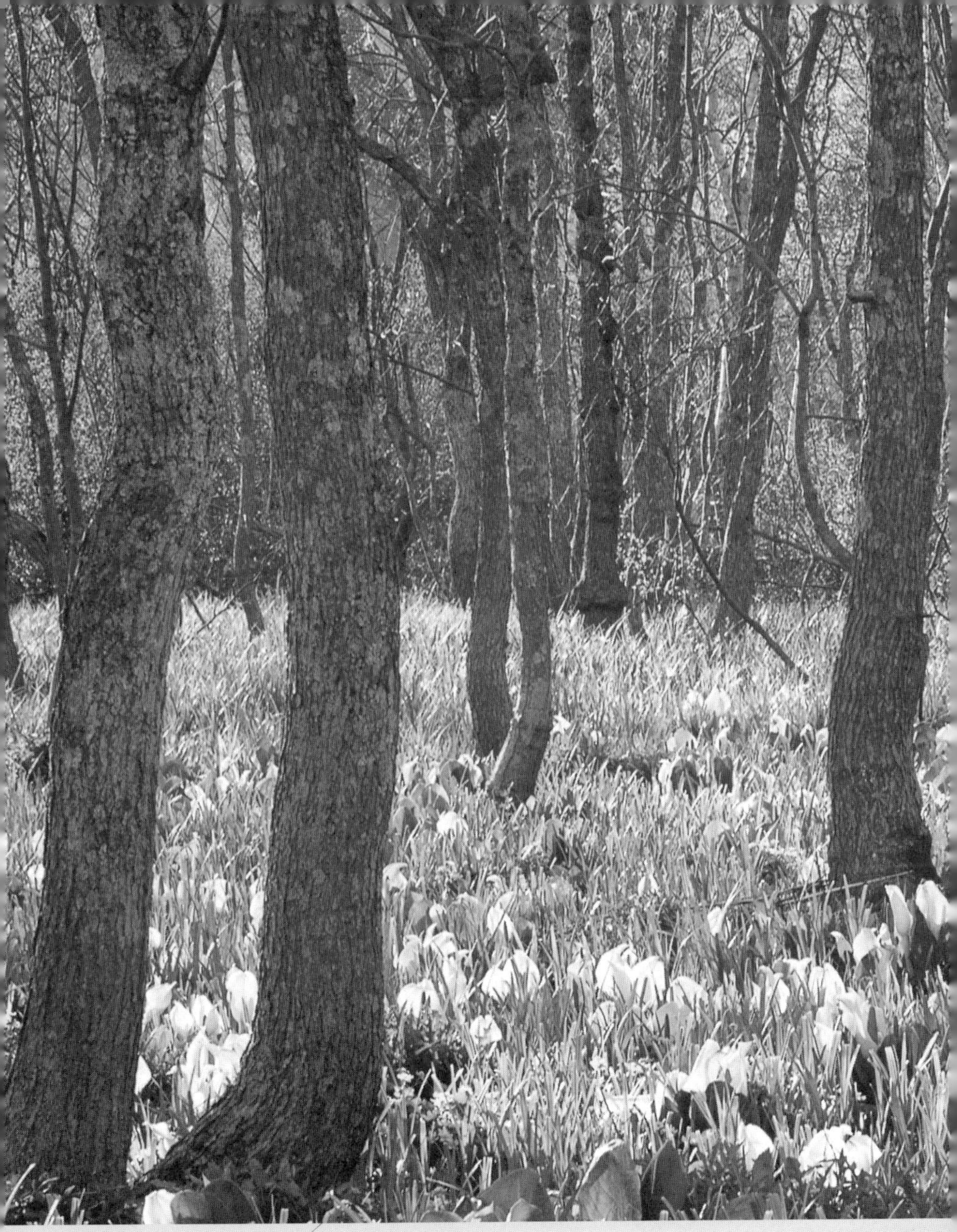

輯 2 用愛與傾聽的無私守護

人生一切都是剛剛好

阿新，他的年紀跟我差不多，我認識他們家，也十多年了。我清楚記得那一年的夏天，阿新被媽媽和爸爸「押」著來醫院治療，因為他做了一件對老人家而言很瘋狂的事情。

他「覺得」台東的夏天很熱，他「覺得」他們家的祖先應該也覺得很熱，於是他把家裡的神主牌位拿去「沖冷水澡」。結果，他就被全家族人「押」著來我的門診。

阿新媽媽當時還很害怕會被祖先「處罰」，記得當時我還跟阿新媽媽說：「你回去燒香跟祖先說，誠心誠意請祖先原諒生病的阿新，如果祂們還是不相信阿新是生病造成的混亂，祂們可以來找我，我可以百分之一萬的『保證』。」

而我就這樣「粉大膽」地當了阿新的證人，也許因為阿新那時的「症頭」太特別了，即使十多年過去了，我還是記得天氣熱幫神主牌洗冷水澡的瘋狂，以及我粉大膽替他當證人的勇敢，而這十多年的時間中，總是習慣可以看到阿新爸媽帶著阿新看門診。

後來阿新爸爸發生車禍突然走了，就變成了阿新媽媽帶著阿新來門診，也許是阿新爸爸走的太突然了，阿新媽媽身心狀態也像摔了一大跤一樣，沒有了以前那樣什麼都不怕的勇氣了。

阿新媽媽總是特別負面，特別擔心，而這個以前什麼都不想學的阿新，好像突然「開竅」知道媽媽老了，累了，也開始願意被我「逼」著去做許多事情。以前是爸爸媽媽「押」著阿新來看門診，現在阿新會騎摩托車載媽媽來看門診，也會每天載媽媽去菜市場買菜了。

對於我們大部分的人而言，這些小事有什麼好稱讚的呢？可是對於阿新媽媽和我來說，都不知道花費阿新媽媽多少的淚水，還有我花了幾公升的口水很「大粒」唸著阿新，是一種辛酸加上感動的複雜情緒啊！

今年初，阿新媽媽不小心大腿骨折了，我記得那天阿新慌慌張張地跑來門診找我。

一個四十多歲的大男人，卻哭得像一個七、八歲的小男生一樣，他一直問我：「楊醫師，媽媽會不會跟爸爸一樣死掉了？我已經沒有爸爸了，我不要再沒有媽媽了，我不要當一個沒有爸爸媽媽的孤兒啊！」

當我告訴阿新說：「我跟你百分之一萬的保證，媽媽開完刀之後就會慢慢恢復健康，不過之後就要麻煩你好好照顧媽媽的生活喔！」聽到我的「保證」之後，阿新才願意收拾他那一把鼻涕、一把眼淚的慌亂，而阿新媽媽住院治療期間，阿新雖然粗手粗腳，但卻是個非常認真的「看護」喔！

阿新媽媽回家之後的生活，某種程度上也是辛苦阿新一個大男人了。他很努力地照顧著媽媽的生活大小事，也許某些地方的照顧品質還有待加強，不過我想，如果阿新爸爸還在的話，他一定不敢相信，阿新進步那麼多吧！因為有時候連我自己都不太相信啊！

當然阿新也常常因為疾病退化造成的固執，比如說，阿新就堅持從家裡推輪椅到醫院陪媽媽看門診，不管是雨天，陰天，還是大熱天，我只好教他為自己和媽媽各撐一把傘！

就像我跟阿新媽媽說的，我們只要看到阿新有進步的地方就好，其他的啊！媽媽就不要太要求了啦！如果當時沒有阿新願意照顧媽媽，我們真的不知道這個弱勢的家庭，要怎麼撐過這辛苦萬分的半年！

這幾天，台東下著好大的雨，我真的擔心可愛又固執的阿新推著輪椅帶媽媽來看門診。剛巧上星期輪椅出了一些小問題，阿新和媽媽搭著鄰居車子一起來醫院回診，我才放下心中的大石頭。幸好阿新媽媽恢復的差不多了，以後阿新應該可以騎車載媽媽看門診了。

阿新媽媽感性地說：「以前嫌他，什麼都不會啊！別人家的小孩，上班工作賺錢，甚至結婚生小孩，結果他什麼都不會，什麼都要我們照顧，他爸爸快要斷氣的時候，不擔心我老了沒有人照顧，只擔心阿新以後怎麼一個人生活。這半年我生病的時間，真的是謝謝我這個『憨囝仔』，沒有他，我都不知道如何活下去。」

「以前，我真的很『怨』老天爺，『怨』祂怎麼讓我唯一的孩子生這個病，這一段時間，我真的知道，要換一個角度去想，『謝謝』老天爺給我阿新這個孩子。他很努力學習如何照顧我，雖然在別人眼中，照顧品質真的有待加強，可是我自己知道，阿新真的是用了一百分的努力了。」

「至於我以前一直擔心的『未來的事』，就像楊醫師說的，先跟阿新好好過完今天再說，明天的事啊！老天爺一定會有安排的。大不了，再找楊醫師你商量討論啊！反正一定有最好的安排的，就像楊醫師你的書名一樣《一切都是剛剛好》。阿新是我的兒子，我是阿新的媽媽，然後我們遇見了楊醫師你，反正就像你一直安慰我，鼓勵我的，老天爺一定會有一切都是剛剛好的安排。」

是啊！就像阿新媽媽分享的，人生，真的有太多不知道為什麼的安排，到底是福？還是禍呢？如果阿新是一個我們所謂的「正常人」，阿新媽媽骨折生病的大半年時間，在這個工商繁忙的生活形態中，我們又有幾個人願意放下自己的工作，去照顧生病的爸爸媽媽呢？我想，至少這半年來，阿新媽媽是幸福的。人世間本來就沒有什麼絕對的對或錯的邏輯，不過我相信，老天爺一定會繼續眷顧著阿新和阿新媽媽，老天爺一定會有一切都是剛剛好的安排。

就像阿新媽媽說的，「人生，一切都是剛剛好。」

醫師阿北害羞的門診衛教

小欣，一個二十一歲的小美女，我從她十二歲的時候，就認識她了。

我總是跟小欣說：「我是真的看你長大的喔！從綁著兩個辮子的小女孩，到青春期叛逆的怪怪美少女，再到現在應該會讓許多男生流口水的小美女。」

小欣也總是這樣回應著我：「全世界除了我爸爸媽媽之外，大概就是你最愛『管』我，最愛『唸』我了。」

而我也是如此直接地說：「誰叫你把可以跟別人說的話，告訴了我；不好意思告訴別人的，也告訴我；很難很難跟別人講的，也都告訴我了。你講了那麼多、那麼多自己的祕密啊！你是要叫我怎麼可能不會擔心呢？你又要叫我如何不『管』你，不『唸』你呢？」

是啊！小欣成長過程中，所有大大小小的祕密啊！她總是不吝與我一個一個分享。

第一次喜歡男生的時候，告訴我。

第一次和男生牽手的時候，告訴我。

第一次和男孩子親親的時候，告訴我。

第一次和男朋友親密行為時，也告訴我。

哈哈哈！這樣大家就知道我的心理壓力到底有多大了吧！拋棄世俗下所有的規範和約束，就這樣和小欣像好朋友一樣的討論。其實說真的，每次和小欣討論這些祕密時，有時候我真的會覺得滿害羞的啊……

畢竟在我的眼中，我還是常常覺得她是以前的那個小女孩，而且有些話題啊！如果不是在醫院診間，如果我不是醫師，她不是病人，我……我……我真的會不知道如何開口！

尤其這一年，我對小欣由於某種程度的擔心，所以我們在門診就開始討論關於「避孕」的主題。

我的天，我的地啊！叫我一個「阿北」去跟一個二十一歲的美麗姑娘，討論如何「避孕」，甚至教她如何「避孕」，大家就知道當下的我有……多害羞了啊！

每次我問小欣，要如何避孕呢？

小欣就會氣ㄆㄨㄆㄨ，翻白眼地說：「不要『做』，就不用避孕啊！」

不然就是更機車地說：「不然我們要『做』的時候，再google查就好了。」

真的，她就是這樣「直白」的回答！「直白」到讓我這個「阿北」都會心驚驚！我得努力壓下我的「害羞」，然後我還要一個一個教她如何避孕，像是保險套，安全期，危險期，避孕藥的使用。

我心裡也常常在想：「我明明就是一個精神科醫師，我為什麼還要教一個女孩子如何避孕呢？我會不會管太多了？」

小欣總是會抱怨我管她太多，也唸太多。不過，抱怨歸抱怨，她還是會乖乖依照時間，就回我的門診報到。她還是每次都乖乖聽我管她，唸她，當然，她也還是三不五時很機車的回應我。

因為，這就是我和小欣的互動模式。

這星期，小欣更是「重型機車」的回應我說：「楊醫師，不要擔心啦！我有努力把你的碎碎念『刻』在大腦，如果我真的真的不小心懷孕了，我想，我應該會第一個告訴你吧！我可以第一個告訴你嗎？」

我心驚驚地說：「為什麼這樣的大事，不是第一個告訴爸爸媽媽？幹嘛告訴我這個非親非故的楊醫師呢？」

小欣依舊大CC數機車地回應我說：「因為爸爸媽媽知道的話，他們老人家應該會氣死吧！接下來他們應該會拿刀子殺死我吧！跟你說的話，你應該也是第一時間會被我氣死吧！不過接下來，你應該會和以前一樣，你會幫我想一個最好的辦法。」

當下害我氣得不知道該怎麼回應，只好跟小欣說：「下一次你回門診的時候，我要給你一個『考試』，下一次請告訴我，三個正確而且可以執行的避孕方法，如果你沒有答對的話，我下一次就不要看你的門診了。」

小欣依舊習慣地翻著白眼跟我say goodbye。

看著小欣的背影，我又好笑又好氣地跟門診姊姊說：「我明明只是一個local的精神科醫師，幹嘛還管女孩子家怎麼避孕呢？我的天！我的地啊！」

樂天知命，歡喜自在

小美，大概是我最元老級的病患了。這一次，她沒有聽我的勸來住院治療，結果，就這樣年紀輕輕地……走了。

小美第一段的故事，發生在她的原生家庭。十六歲，應該是很美麗的青春年華，她就跟著一個三十多歲的男人生活在一起。小美跟我說，那個男人脾氣不好，會打她，也不去工作，小美就這樣跟他在沒有婚姻關係的情況下，一起生活了快十年，也為這個男人生了三個孩子。

後來小美和朋友出去喝酒唱歌，不小心，認識了現在的這個同居人，不小心，小美和他發生了「親密行為」，然後，她就跟著他搬來了台東。

小美每次提到這一段故事，總是跟我說：「不小心的啦……」後來我查了社工留下的資料，哪裡是什麼「不小心」？就是一個「性侵」的案子啊！甚至還上了法院呢！

這個男人拿了兩筆錢和解，一筆給小美的爸媽，另一筆給了小美的同居男人。小美就這樣跟著這個「性侵」她的男人回到他的家鄉台東了，這個男人，就是她現在第二段關係的同居人。因為這個男人一直認為：他是花了一大筆錢「買」回了小美，之前那個男人的所有壞習慣，幾乎一模一樣的出現在他身上。

小美以為有了孩子，一切都會變得不一樣。可是故事的劇情，沒有小美所期待的那麼美好，只是多了三個沒有父親疼愛的小女孩。小美甚至天真地認為：如果生了男孩，也許一切的一切，應該會變得不一樣吧！

我大概就在這個時間點認識小美的，她被教會師母帶來我的門診，花了很久的時間，一個個澄清她身上的故事。老天爺又跟小美開了一個玩笑，「思覺失調症」這個診斷又加在她的身上。悲慘的遭遇再加上幻覺妄想干擾著她的生活，真的是一個淒淒慘慘，慘慘戚戚的人生。

我就像拼一幅艱難的拼圖一樣，努力一塊塊地拼湊出小美的人生。只是很遺憾，我只是一個治療病患的精神科醫師，我們能做的，真的太少太少了。協助小美和她的孩子成為社福補助對象，轉介學校和社會團體給三個可憐的孩子，其他能介入的，真的不多啊！

每一次小美來我的門診，除了哭，還是哭，把對那個男人的複雜心情，用她的淚水一滴一滴地描述著。叫她離開這個不愛她的男人，小美就是不甘心，也不願意；叫她不要理這個男人，自己好好生活，她就有滿滿說不完的情緒。

我總開玩笑說：「找一個好日子，和那個『爛男人』離婚吧！我破例當你們的離婚協議書的見證人。」小美也會答應我，她會好好再活一個月，下個月再好好活著來看我的門診，然後再好好被我「大粒」地臭罵一頓。

後來想想，小美從頭到尾都沒有登記結婚，沒有結婚，又怎麼離婚啊！不過是捨不得，放不下的愛恨情仇。

這些年，小美染上了喝酒的壞習慣，她說：「喝一喝之後，心中的鬱卒也許會少一點，醉了也許可以永遠不要醒來。」我一邊罵，小美仍是一邊喝。慢慢地，小美沒有那麼準時回來門診。清醒一點，慢個一、兩天，醉一點，就拖了一、兩個星期。

也許太了解小美的淒慘人生，也許陪著小美走過太多人生的坎坷，其實我很想好好地苛責現在這個不乖的小美，可是卻又捨不得去苛責她。如果我是小美，我又能比她活得更清醒，更美好的生活嗎？

而小美的身體狀況、酗酒問題，慢慢地越來越失控了。

常常看不到她來我的門診，甚至我們家訪時順道去看她，幾乎都找不到人。勸了她好多次，建議她住院檢查治療，她擔心孩子沒有人照顧，擔心那個掛念的他沒有飯吃，擔心住院的費用，唯獨就是忘了擔心自己。

看著她身體變得越來越「黃」，擔心她有肝功能惡化的可能性，即使我保證幫她出住院的所有費用，小美依舊沒有來住院治療檢查。

這樣拖了大半年，小美還是開玩笑說：「楊醫師，我的命很賤，從年輕一直苦到現在，哪一次老天爺有收我的命呢？不要擔心我啦！哪天身體真的受不了，我就乖乖聽話去住院。反正你已經答應要幫我出全部的醫療費用，進去病房吹冷氣，有人照顧，當一個被人服侍的好命人，也是不錯的享受啊！不過我暫時還可以忍耐。我還是喜歡現在自由自在的苦日子，久久被你罵，被你加持一下，我這條賤命，應該可以繼續活超久的。」

小美每次都這樣跟我「練肖話」，我也只好暫時放下我的擔憂。只好提醒她，真的不舒服時，一定要記得來醫院治療，其他的，就交給我來處理。

我還記得那一次小美回來門診的時候，特地穿了一件紅通通的上衣，還特別畫了妝，擦了大紅色的口紅，因為她擔心我又唸她氣色不好，身體不好。我還是像以前一樣地「大粒」唸她，她也像以前一樣地開玩笑，就像這些年我和她的互動。

結果，清明假期休假的時候，小美真的被一一九送來我們醫院急診。

同事說：「原本想上班的時候再通知楊醫師，結果，小美身體狀況太差了，沒有幾天，她就走了。不過，楊醫師你不要擔心，小美有你協助申請的低收身分，住院不用什麼費用啦！剩下的，我們找資源處理了，她的孩子，我們也通知社會局介入了，她的後事，縣府會協助低收個案，所有的事情，你都不要擔心，不要難過，不要沮喪，小美解脫了，你也不用再擔心她了！」

是啊！知道小美消息的第一時間，真的擔心，真的難過，也真的沮喪，如果小美有早一點乖乖聽話住院治療，小美會不會就……

不過就像同事說的，小美解脫了，她不用再那麼辛苦地生活了，小美擔心的事情，都有相關單位協助，我也應該放下我對小美的擔憂，就像我對過去去世病患的處理方式，一樣不會參加他們的告別式，就在我的心中，靜靜地祝福他們吧！

我想，如果我沒有記錄下小美的那些故事，也許再過一段日子，就沒有什麼人還記得小美了吧！而我也以這篇雜亂的文字，來紀念曾經那麼努力生活的小美，也謝謝小美那麼真誠地與我分享她的故事。

等待不可能的奇蹟

那一年，我和小傑認識的時候，他是一個年輕的大孩子。青春，好奇，活動力十足，對於未來有許許多多的期待。那時候的他，對於生活，有一點點的困擾，覺得同學們會故意的欺負他，覺得朋友們會不經意的排擠他，覺得大家…都變得…怪怪的。

那時候的我，有滿滿「不安」的感覺。年輕的小傑，會不會生病了？甚至我藏在心裡頭不敢說出的擔憂，年輕的小傑，會不會得了精神疾病呢？

畢竟我只是依我的觀察與臨床經驗，畢竟我只是有強烈懷疑的可能性。如果我的猜測是真的，那……那真的是一個很殘酷的事實！

後來小傑幸運地考上了大學，他也沒有回來看我的門診了，我的心中只有滿滿的祝福，希望我的觀察是一個嚴重的錯誤。

升大三的暑假，他又出現在我的診間，小傑一樣是一個年輕的大男孩。只是對於外人而言，他是一個孤僻、不喜歡與別人互動的大學生，可是對於我和他而言，他覺得這個世界……越來越奇怪了，周遭所有人對他的「敵意」，卻變成越來越具體的感受了。而我對他的擔憂，也是越來越……不知如何是好。

安排了一系列的現代醫學神經影像檢查，其實檢查報告還沒有出來之前，我就完全知道，報告一定是正常的，因為這就是現在精神醫學的困境，沒有一個準確的醫療檢查可以確診病例。

我後來找了小傑父母說明我的擔憂，麻煩他們要多多注意孩子的身心健康，而他的父母是追求「身心靈健康」的愛好者，他們覺得是孩子天生的「氣質」。當然小傑又再度消失在我的診間，而我再次見到小傑的時候，他已經畢業留在家裡半年了。這半年的時間，小傑幾乎沒有離開過他的房間，幾乎不跟別人說話和互動，甚至到了不洗澡，不換衣物的誇張狀態。

當時的我，幾乎完全認不出來小傑，當時的我，有滿滿的挫折、沮喪和失落。為什麼那時候的我，沒有更積極，更努力一點呢？

我花了很長很長的時間去說服小傑的父母，告訴他們，小傑可能需要面對的治療計畫。

不過小傑父母完完全全的堅信「能量醫學」，他們認為小傑自己把自己「關」起來了，他們認為只要給小傑正能量的食物，正能量的環境，再常常和正能量的人互動說話，所以楊醫師不要開那些「負能量」的藥物，麻煩楊醫師用你的「正能量」給他鼓勵，麻煩楊醫師用溫暖的話語來支持他，小傑他會靠自己「痊癒」的。

聽到小傑父母這樣……「正能量」的期待，感覺我都緊張地快火山爆發了！當時的我，還是按下我的急性子，又花了半個小時好好說明小傑的精神狀態，以及精神藥物對於小傑的治療與優點。不過小傑父母就這樣卡在「正能量」之上，感覺我開開金口，說說話，小傑的精神疾病就會不藥而癒。

這樣的矛盾狀態經歷了半年，小傑還是被父母帶來我的門診，我還是努力著我身為精神科醫師該衛教的部分，小傑父母還是一樣地卡在「正能量」話題。對於身為一個精神科醫師而言，看著生病的年輕生命，因為拒絕接受精神科藥物的治療，而一步一步走向一個無比混亂的人生，這對我真的是一個殘酷的折磨。

後來，小傑又再次消失在我的診間，不過，三不五時，我還是會想起小傑。

他曾經是青春、好奇、活動力十足的孩子，他對於未來有許許多多的期待，只是他不小心抽中了一％機率的「思覺失調症」，他的整個人生就這樣大翻盤了。

十年又過去了，我幾乎都快忘記他了，因為小傑對我而言，是一個怎麼努力都挫敗的經驗。最近，小傑又出現在我的診間，小傑父母也不再年輕，甚至連小傑都開始有了白頭髮。

不過小傑父母還是一樣的「拒絕」藥物。這些年的他們，也花了好多冤枉錢，哪裡有什麼「大師」，就往哪裡去，哪裡有什麼「偏方」，就大把鈔票花下去，哪裡有什麼「厲害」的啊！小傑父母就拉著小傑東奔西跑。

十年啊……

比較幸福的是，小傑沒有什麼暴力行為，不過更殘忍的一個事實，小傑變得越來越退化了，完完全全無法相信小傑是國立大學畢業生。

在我和小傑父母會談的過程中，小傑完完全全沒有與我的眼神相視，而是低著頭，自言自語地玩著褲頭，甚至像小孩子一樣伸手進褲檔中玩他的生殖器，完全不會在意別人的任何感受。看到這一幕的我，我的心好像淌血一般，這對我是一個多麼殘酷無情的畫面啊！

我努力收拾我那非常非常沮喪的情緒，還是努力想說服小傑父母讓他接受治療。

十多年漫長的時間過去了，幾乎與當時我努力說服小傑父母說的一樣，如果小傑沒有接受精神藥物治療，他就會面對殘酷的腦神經退化的事實，而這十多年的事實證明，小傑也是走在一個腦神經退化的道路上。後來，花了一個多小時的努力，我……我還是失敗了。

小傑父母又聽說有一個很厲害的「大師」，他們還是希望可以再嘗試一下。因為他們相信總有一天，小傑會變回以前那個我和他們認識的小傑。當下的我，沒有多說什麼，因為我知道，身為孩子的父母總是希望有「奇蹟」！只可惜，我不是小傑父母期待的「奇蹟」。

只是不知道再過多久的時間，我又會在診間再看到小傑和他的父母呢？

那時的小傑，又會是怎樣樣的狀況？

而到時候的我，會不會又像這次一樣的沮喪呢？

找到繼續堅持的理由

阿勇，一個三十出頭的年輕人，去年初才剛因為酒駕事件住院。當時的他，非常命大加上無比的好運，沒有撞到任何人，只是「委屈」了路邊的那棵大樹。

阿勇真的有夠「Lucky」，顱內出血，再加上多處骨折，竟然……沒有什麼大礙的安全出院，生活幾乎一切如常。不過，讓全家人「火冒三千丈」的是，阿勇竟然還繼續喝酒！真的是一個不知死活的傢伙。

就這樣，阿勇被全家人「抓」來看我的門診。真的，是用「抓」的，只差沒有「五花大綁」而已。阿勇爸媽把全家有力量的男丁，再加上鄰居附近有空的大男人，七、八個大男人押著他來等我的門診。

全身的酒味，再加上好多天沒洗澡的臭味，你大概可以知道阿勇在家中的「誇張」程度。那天我的門診病患太多，輪到阿勇看診時，他的酒也差不多退一半以上了。

大家知道，我是講話「大粒」出名的醫師，當然阿勇的第一次門診，被我很「大粒」唸了一大段之後，他的酒啊……也差不多都快退光光了！

我劈頭就「粉大粒」唸了阿勇：「你真的是一個不知死活的傢伙，出了那麼大的車禍，車子都直接報廢，賣給回收場了，然後又開了一個那麼大的腦部手術，老天爺都那麼慈悲，沒有收了你的命，那麼大的手術之後，也神奇地沒有什麼後遺症，你竟然……還繼續喝酒。早知道，那時候你爸媽就不要浪費錢動手術，早知道，就讓你跟車子一起送給回收場。」

結果阿勇的表哥立即稱讚我：「楊醫師，你真的是有氣魄呢！我們平常是都快看不下去了，阿勇就是這樣吃定了我阿姨和姨丈啦！害兩個老人家擔心的沒有什麼好日子可過。」

當阿勇表哥說話的同時，阿勇媽媽低著頭，眼眶紅紅地說：「沒有啦！阿勇很乖啦！只是不小心多喝了『一點點』的酒，其實他沒有大家想得那麼差啦……他只要不喝酒，就是一個很乖很乖的孩子……」

這時，阿勇爸爸搖著頭，嘆著氣地說：「就是妳這樣一直寵他，一直原諒他。他喝醉的時候像瘋狗一樣，我們家的門和家具，又有哪一個是完整的呢？我們兩個老人也因為他受了很多傷，他如果再不戒酒，哪一天我們兩個老的走了，他自己一個人要怎麼照顧自己呢？」

阿勇這時卻像小孩子一樣拉著媽媽的手說：「媽，這一次，我一定會戒酒，妳一定要再相信我『最後一次』，妳帶我回家，我一定永遠都不要再喝酒了，我不要住院治療，我要回家啦……」

阿勇媽媽跟著也稀裡嘩啦的流眼淚，而我就靜靜地在旁邊看著這家人的互動。

彼此糾纏的愛，也是彼此糾纏的苦難啊……阿勇為什麼會被「抓」

來我的門診呢？因為家人受不了阿勇長期酒後脫序的行為，對家人是一種干擾，也是一種折磨。

擔心阿勇出事，擔心阿勇生病。

擔心阿勇受傷，擔心阿勇怎麼了。

結果，所有的擔心不僅沒有任何的改變，也沒有任何的意義。最苦的，還是兩個老人家的心啊……

這樣的故事劇情，總是不知道要上演多少回。到底是阿勇該先被治療，先被改變，還是阿勇父母應該先治療，先改變呢？否則，大家的努力真的好像石頭丟到大海一樣啊！

接下來的日子，只要阿勇喝多了，失控了，暴力了，就會被大家「抓」來門診好幾回。阿勇又開始了「下定決心」的戲碼，當然還要再加上鼻涕和眼淚的八點檔催淚劇情，然後老人家又稀裡嘩啦地哭到捨不得。日子久了，我也就慢慢地不小心變成了「旁觀者」，當然，該說的呢……還是一定要說。

只是這樣的故事走向無限迴圈，其實真的是很折騰一個治療者的熱忱啊！就是一種常常在失敗之中徘徊的挫折。所以，我總是跟我的團隊成員說：「所有治療過程遇到的沮喪，其實只要了解治療的過程與目的，隨時隨地調整自己對個案的『期待值』，相對就比較不會那麼挫折了！」

比如說，阿勇對於我們大部分人而言，他真的喝了太多太多的酒了。不過，相對於過去的阿勇而言，其實，他真的相對有喝比較少一點，而且他可以自己清醒地來我門診的次數，也是慢慢地增加中。

以前大家唸阿勇的時候，他常常不小心就「起腳動手」，現在大家唸他的時候，他都可以乖乖地被大家唸，沒有像以前一樣動手動腳再加上一串三字經了。對於我這個治療者而言，其實這個就是阿勇的「進步」。

只是這樣的「進步」，某個程度上，真的是在比誰的耐性好啊！

如果治療者沒有耐心繼續努力「撐」下去，如果治療者不小心放棄了，那我們就看不到阿勇的「進步」。

我想，新的一年，阿勇應該還是會繼續喝吧！希望他酒少喝一點，乖一點……

我想，他應該還是會繼續再回來我的門診給我「唸」。哈哈！我會不會太臭美，太有自信了！

不過，有時候我就是要自己鼓勵自己一下，才能在這個治療與挫折的拔河之中，找到一個繼續堅持下去的理由。

阿勇，加油！

新的一年，我也要繼續加油。

不捨也要放下的遺憾

小毅，一個很特別的孩子。

他不僅是我門診照顧的個案，同時也是我的小小書迷。記得他第一次看門診時，害羞地拿著我的書給我簽名，也許是因為先認識我的書《一切都是剛剛好》，某種程度上，小毅把我當成他的「偶像」；更具體來說，他把我當成他生活上男性模仿對象了。

小毅的父親，很早就「離開」他了，他和媽媽兩個人，彼此相依相偎也相依為命。

他本來就有過動和注意力不集中的困擾，上國中之後，與媽媽的關係從以前的「相依相偎」到現在是「水火難容」，彼此處於不同的世界。

和許多父母一樣，小毅媽媽是屬於比較傳統、較為排斥精神醫療的家長，特別的是，小毅媽媽是因為我的書才來到我的門診。

她希望小毅可以像她「想像」中的我一樣：「單純、順從、體貼，用功讀書，乖乖上課。」不過她不知道的是，這些形容詞基本上很少出現在我的學生生活中，只是當時的我，很幸運沒有出什麼差錯，就這樣莫名其妙地走到了今天。

小毅是一個高功能的ADHD的孩子，ADHD就是注意力不足及過動症（Attention Deficit Hyperactivity Disorder）。小毅的ＩＱ智商反應不錯，不過因為注意力不集中的困擾，嚴重地影響他在學校的學習，當然他的成績也是慘不忍睹的。

學業上的低成就也影響著他與同學老師的互動，因此，小毅三不五時就被請去輔導室當「貴賓」，結果他就更不願意配合班級的規範與約定，到最後，他幾乎一整天都被送到輔導室。

他討厭老師，討厭同學，討厭學校。不過，老師和同學應該也不喜歡他吧！在門診聽了小毅每天那些「特別」的遭遇：我討厭你，你討厭我，我更討厭你，你還是討厭我。

其實，小毅不喜歡這樣的自己。上學原本可能是快快樂樂的一件事，結果，變成小毅每天無與倫比，痛苦的折磨。

我的心中，除了不捨還是不捨。

我花了許多時間去討論藥物治療的重要性，年輕的小毅，立即上網查了許多資料。他很主動的表示想要接受藥物治療，因為他一直不喜歡這樣像「怪物」的自己。就這樣，我和小毅一起努力說服小毅媽媽，在擔心的情況下，她同意讓小毅接受了藥物治療。

接下來六個月的治療時間，小毅的成績從以前二、三十分的數字，慢慢跨過了六十分及格的成績了。

跟成績好的學生比，也許還是差很多。不過小毅開玩笑說：「至少上課不會那麼坐不住了，可以比較專心、認真地聽老師上課，即使是沒有興趣的課，也比較不會有身體坐在教室裡面，可是靈魂已經跑到操場上玩的狀況了。」

而每一次與小毅的門診，他都可以完成每一次我與他的約定，甚至他開始和我分享他的夢想。

小毅說：「我以後想要去當社工或是輔導老師，協助跟我一樣『被討厭』的孩子，因為我一直是一個『被討厭』的孩子，只是以前大家超級無敵討厭我，現在是比較沒有那麼討厭我啦……楊醫師，如果我長大了，我可以在你的旁邊上班嗎？」

我當然很認真地說：「那你要更加努力，好好讀書喔！接下來要考上高中，考上大學。我一定會努力繼續撐在這裡看門診，我一定會等你回來和我一起上班，這樣你就可以幫忙許多『被討厭』的孩子了！」

其實說真的，不知道是不是因為自己有了孩子，每一次看到小毅慢慢地進步，我就會有莫名的感動，因為至少看到一個未來光明的可能性。

而這樣平順又進步的狀態持續了一年，後來小毅媽媽因為周遭朋友的建議，朋友介紹了許多很厲害的老師和專家，也就「拒絕」了小毅接受精神科所有的治療，小毅也就這樣「消失」在我的診間了。

對我而言，真的是一個即使再不捨也要放下的遺憾。

一年後，再聽到小毅和小毅媽媽的情況，完完全全是一個讓我傻眼和心疼的狀態。

小毅媽媽聽了許多「專家」的建議，用了更軍事化、更嚴格要求的互動模式，限制著小毅有興趣但無傷大雅的所有活動。用小毅的邏輯來說，媽媽用了一種「很暴力」的方式管教他，已經慢慢長大的小毅，當然就用另一種「很暴力」的方式與媽媽互動，就這樣每天上演著暴力的戲碼。

以前孩子小，媽媽打孩子，現在小男孩長大了，個子也比媽媽高了，當媽媽動手打他時，小毅也會不小心用暴力回打媽媽。

看在我這個局外人眼中，因為太知道、太熟悉這對辛苦母子的故事，我才更是心痛與不捨……

朋友們建議小毅媽媽再帶小毅回來我的門診，可惜現在小毅媽媽「卡」在自己情緒之中，依舊堅持著更軍事化，更嚴格的要求。當然親子間的爭執，依舊每天不斷地上演。而這樣彼此暴力相對的，卻是原本相依相偎的母子關係啊！

不正確的醫療知識，錯誤的教養方式，到底是「卡」住了孩子，還是「卡」住了孩子的父母呢？

想到之前說將來要在我旁邊上班的小毅，充滿了心疼與不捨，感受著醫療被動協助下的無奈，也是咀嚼著自己對這件事情無從介入的挫折，捨不得小毅媽媽，也捨不得小毅……

必輸的賭注

今天才一上診，同事就跟我說：「楊醫師，阿輝他被送到急診室了，這一次，他跟前面三次一樣，又燒炭自殺了。」

聽到阿輝又再次燒炭，又被送到急診室的消息，我是既生氣又捨不得！心裡頭真的是五味雜陳，百感交集，實在不知道該說什麼好了。

阿輝是一個年紀約二十出頭的年輕人，他可以說是一個很乖、很單純、很聽話的「古意」人。因為「幻聽」已經嚴重干擾了他原本單純而平靜的生活，而他受不了這樣痛苦的干擾和折磨，所以加上這一次，已經是他第四次自殺了。

這樣大家就可以知道，「幻聽」對於阿輝生活上產生多大的困擾了，困擾到他想採取「死亡」這種激烈的方式，來徹底解決這個他無法避開，也無法承受的巨大痛苦和折磨。

前三次住院治療的過程，我們來來回回花了很多的時間去衛教阿輝的父母，想讓他們正視、了解阿輝的真實情況，並且接受住院治療。可是阿輝的父母非但不願意面對和接受阿輝生病的事實，還試圖想用他們自己的方式來「改變」阿輝，或者說「拯救」阿輝。

阿輝爸爸先去辦理了退休，負責在家全職照顧阿輝，而他們也從原本的佛教信仰，改為道教；全家人後來更為了阿輝還去受洗成為基督徒，甚至更是積極地在教會旁邊租了房子；同時，還花了很多時間、體力和金錢，陪著阿輝去上各種「心靈成長」的課程。這一切的所有改變，都只為了他們的兒子——阿輝。

所以如果我們說，阿輝父母對於阿輝的病情，不夠積極，不夠努力，這樣，也真的是非常非常不公平。只不過，阿輝的爸爸媽媽始終就是不認為阿輝生病了，他們一直覺得阿輝的心裡卡著一個「心結」，

「心結」沒有解決，久而久之，阿輝當然就發生了問題，才會變成現在的這個樣子。

所以結果就是，阿輝父母拒絕讓阿輝吃藥和接受醫院的一切正規治療，他們希望用我身上的「正能量」去影響，去改變阿輝身上的「負能量」。所以大家不難猜測和想像，我在處理阿輝這個個案的時候，是處於一種多麼無力＋沮喪＋挫折的狀態了吧！

一個年紀輕輕的孩子，因為幻聽而自殺，而且，已經是第四次，第四次了呢……

還記得上次阿輝爸爸堅持拒絕讓阿輝接受治療，而辦理「自願自動出院」的時候，我們醫院的所有工作人員幾乎是輪流上陣，積極的盡一切努力，想要說服阿輝爸爸。結果，最後我們全部的人還是敗下陣來，舉白旗投降……輸了。

我當時極為挫敗，甚至氣到發狠說：「我以後絕對不要再浪費時間在阿輝爸爸身上了，因為他完・完・全・全・聽不進去，沒辦法溝通，也拒絕我們所有的疾病衛教，跟他說什麼都完全沒用啊！」

結果……結果……，時間也沒有間隔多久，阿輝又因為受不了「幻聽」干擾而再次選擇燒炭自殺了。

同事們還開玩笑跟我說：「楊醫師，我跟你賭一百塊，你一定又會捨不得阿輝的，你一定又會努力和他爸爸疾病衛教，你一定百分之一百萬會這樣做。」

我雖無言無力且無奈，也只能苦笑回應說：「一條年輕人的生命呢！都到我們眼前和當下了，你叫我怎麼可能不去正視，不去處理？不論阿輝爸爸是否能聽進去我們的勸告，是否願意讓阿輝接受治療，該說的，該講的，該努力的，我們當然一定要盡全力去做。」

只是，這一次不知道還有沒有別的「招」可以用，好讓我們可以想到辦法去說服阿輝的父母接受阿輝已經生病的事實，並且讓他接受醫院的治療。不然，每次都要靠老天保佑，「賭」阿輝的「好運」還有多少，這賭注和代價未免也太大了吧！

希望老天爺這一次能給我更多的耐心和智慧，希望這一次我可以成功的說服阿輝的父母，希望這一次阿輝可以接受正確的醫療，希望以後可以不用再聽到他又被送到急診的消息。

想到前面屢次敗陣的經驗，感覺我應該要先去買一杯，大杯的，冰的，青草茶，先消一消我的火氣。不然等一下碰上阿輝爸爸那個很「盧」的堅持邏輯，希望這一次不會又讓我鬱卒到得內傷了。

一百分阿嬤

阿宜阿嬤，認識她十多年了。每次門診，她都會帶著從小拉拔大的小哲，這個每次都在診間活蹦亂跳的小男孩，每次也都會跟我要貼紙。

小哲總是開玩笑說：「醫生阿伯，我去看醫生，我的醫生阿伯都會給我很多貼紙，貼紙玩完了，我的病也就好了。下一次你要準備貼紙給我阿嬤，這樣我阿嬤的病也很快就會好了。」

是啊！就是一個那麼貼心的小男生，黏著照顧他的阿嬤，也甜著身邊的所有人。就這樣，我還特別去書局買了貼紙，只為了這個可愛又甜人心的小男孩。

七年前，一個星期三的下午，我還記得，那天的雨好大好大，許多人都淋了一身濕來看門診。阿宜阿嬤身體濕濕的，頭髮也濕濕的，阿嬤的臉上，也是濕濕的。

當我一開口問：「阿嬤，最近怎麼樣呢？」阿嬤的淚水啊，就像那天的雨水淅瀝嘩啦、淅瀝嘩啦的往下流。原來阿嬤從小帶大的小哲，在一次的流行性感冒之後，走了……

大雨下得濕透了窗外的世界，而淚水也濕透了診間內所有的心。那個每次都會在診間活蹦亂跳的小男孩，每次都會跟我要貼紙的小男孩，小哲……他……怎麼可能就這樣走了？小哲……還是一個會幫阿嬤要貼紙的小孩子啊！

那一天，其實我也不知道如何安慰阿宜阿嬤，因為，我自己也是一樣的難受。更何況是每天照顧小哲長大的阿宜阿嬤呢？就這樣，我陪著阿宜阿嬤一起傷心，一起難過，因為我知道現在任何安慰的話語，都是沒有意義的。

我只是跟阿宜阿嬤說：「時間到了，要辛苦一點去吃飯，時間到了，要辛苦一點去睡覺，時間到了，要辛苦一點去吃藥。阿嬤，一定要答應我，為了小哲，為了大家，也為了我，一定要努力撐過去，千萬千萬千萬不可以做傻事。」

阿宜阿嬤說：「楊醫師，我會努力的。」就這樣，陪著阿宜阿嬤哭了好幾年的時間。

阿宜阿嬤說：「我只敢在楊醫師的診間勇敢地哭出來。當我一哭的時候，所有的人，全部又擔心我，大家變得更加不好受了。哭，當然不能解決任何的遺憾，可是，我就是好想好想小哲啊！」

而我也完完全全的了解，因為，我也是想念那個黏人的小男孩，而我為小哲準備的貼紙，還靜靜地放在我診間的抽屜裡。而這些年，每次阿宜阿嬤一提到她的小哲，我也總是變成一個很不專業的精神科醫生，眼眶總跟著阿嬤的淚水一樣打轉……

因為我知道，這樣難過的事情，是一輩子永遠都放不下，忘不了的痛。只是時間久了，把這樣的痛放在心裡更深一點的位置罷了。

一年前，阿宜阿嬤跟我商量一個問題，她的媳婦好不容易又懷孕了，孩子們還是希望阿嬤將來幫他們帶孩子，就像以前阿嬤帶小哲一樣。

可是，阿宜阿嬤沒有信心和勇氣了，阿嬤說：「我還是不要幫忙照顧孩子好了，不然以後孩子那麼可愛又黏人的時候，萬一又有什麼萬一，我還有力量再去面對嗎？」

記得那時，我很失禮地跟阿宜阿嬤說：「阿嬤，你真的是很三八阿花呢！你是阿嬤呢！你當然有照顧孫子的責任，明天去菜市場買一副『豬膽』，換『牛膽』好了，因為『牛膽』應該比較『大粒』吧！阿嬤你應該是『破膽』了以後，所以對自己照顧孫子沒有信心了吧！以前你照顧小哲的時候，你就是一個一百分的阿嬤，將來你再照顧新的小孫子，你也一定是一個一百分的阿嬤。小哲，他現在是在天上的天使，他也一定很期待這個小弟弟的來臨，就像我也是很期待這個小弟弟的出生，因為，他會有一個一百分的阿嬤照顧他。」

就這樣，阿宜阿嬤帶著笑容離開了診間。

而下一次回門診時，阿嬤還是說：「楊醫師，我還是怕怕的，怎麼辦？」

我又開玩笑跟阿嬤說：「你一定沒有去買『牛膽』來吃喔！」

阿宜阿嬤說：「菜市場沒有賣『牛膽』啦！再怎麼找，也只有可能找到『雞膽』。」

我照樣開玩笑的跟阿宜阿嬤說：「你啊！就是找那麼『小粒』的『雞膽』，難怪你啊沒有信心，你一定可以再當一個一百分的阿嬤啦！不然我的「扛棒」（台語：招牌的意思）給你拆去當柴燒。」

就這樣，阿嬤的媳婦，努力地懷著她的baby，我和阿嬤也跟著努力信心重建。

一月中旬的時候，阿宜阿嬤拿了一大袋的花生送我。

阿嬤高興地跟我說：「我們家的老習慣，婆婆會為媳婦種一些『土豆』，這樣媳婦生小孩坐月子的時候，才能用來『催奶』，小娃娃才有奶水喝。楊醫師，小哲走了，我的心碎了，膽子也破了。謝謝你一直陪伴我走過痛苦的這些年，謝謝你一直鼓勵我，給我大大的信心，『豬膽』、『牛膽』、『鷄膽』都不好找啦！不過，我相信我應該可以帶孩子吧？」

我又開玩笑跟阿嬤說：「『我相信我應該可以帶孩子吧』這句話不是問句喔！阿嬤，一定要是肯定句喔！不然我要去菜市場再幫你找『牛膽』。相信我說的，你一定是一個一百分的阿嬤，一定是一個pro級的阿嬤……」

看著阿宜阿嬤笑著離開我的診間，看著她為媳婦孫子準備的花生，我又想起躺在我抽屜很久很久，那些為那個黏人的小哲而準備的貼紙。

小哲應該會跟我一樣開心吧！因為阿嬤那顆破碎的心，應該可以慢慢拚回原來完整的一顆心吧！我想以後的阿宜阿嬤，她一定還是一樣想著在天上的小哲，只是把他放在心裡更深一點的位置，就像我還是常常想到那個黏人又甜人的小哲。

祝福阿宜阿嬤，祝福阿嬤的小孫子，也藉由沾著阿嬤家喜氣的花生，祝大家好事會「花生」，好事會發生。

信守承諾，找回美麗人生

阿雄，一個快二十歲的年輕孩子。

他總是開玩笑說：「我小時候是一隻頑皮的野猴子，不小心變成了大鬧天宮的孫悟空，什麼大家想得出來的壞事都沾上邊，結果竟然遇到了楊醫師，讓我乖乖聽話的去住院治療啊！」

在許多人眼中的阿雄，他就是一個大家都討厭的「小流氓」，就像大家知道的什麼壞事，他……他竟然什麼都能沾到邊！我永遠記得第一次在門診看到阿雄的時候，不但全身散發出一股濃濃的酒味，還有奇奇怪怪的「藥味」，整個人渾渾噩噩，又呈現極度混亂的一個年輕孩子。

我看了真的是，既生氣又捨不得。一個長得那麼「將才」的年輕人，怎麼可以把自己的青春生命搞得如此不堪呢？而我竟然花了半個小時的時間，竟然企圖想說服眼前這個像流氓的年輕孩子住院。哈哈！那時候的我，一定是太閒，太雞婆了才會這麼做。

記得阿雄那時跟我說：「沒有人會鳥我的啦！只有我『老大』和阿母會真心關心我，我打電話給我的阿母，如果阿母說ＯＫ，那我就乖乖聽話去住院治療。」

沒想到，人生就是那麼地奇妙，阿雄打電話給他阿母詢問住院的事情時，他的阿母竟然知道我是誰，而且，竟然還在電話那頭直接叫阿雄乖乖聽話辦住院。沒想到，竟然這麼簡單，阿雄就乖乖聽話辦住院了。

住院治療的期間，我才慢慢地更了解這個可憐的孩子。

他有太多太多悲傷的「黑故事」了，家暴，單親，失學，支持系統不足……我也終於了解他為什麼那麼「挺」他的「老大」。「老大」是他沒有讀書後認識的「大哥」，而這位「老大」也真的是大家口中的「大哥」，許多我在電視電影才看得到的「複雜情節」，都是「老大」

處理。

「老大」不僅供阿雄吃，供阿雄住，也給他扣扣花，當然許多特別的「事情」，就要阿雄去做了。也因此，年紀輕輕，還不到二十歲的阿雄，身上就背了那麼多奇奇怪怪的案子。

我們花了許多時間去了解阿雄的「黑故事」，像拿著手術刀一樣，慢慢切割他過去的諸多傷痛。只是這個工程太浩大了，需要一段相當的時間，不過，至少讓阿雄知道一個重要的關鍵，這個世界上還是有許多人關心他，相信他，支持他。

在阿雄出院之前，他給了我一個承諾，以後無論怎樣，無論發生了什麼，至少他不會再用這些奇奇怪怪的東西了。出院後，阿雄第一次回門診時，是和他阿母一起來的，果然阿雄有遵守承諾，也恢復了本應屬於他的青春氣息。

不過媽媽又抱怨阿雄說：「他前些天出門，又不小心跟人家打架了。」

阿雄很誠實地交代了整個事件的原由：「我有努力乖乖聽話沒有『用東西』喔！可是，他們惹了我好多天了，我忍耐了很久，只是到最後……我又忍不住了。」

我一方面鼓勵著眼前像做錯事怕被責罵的孩子，謝謝他那麼在乎與我之間的承諾，謝謝他那麼聽話，遵守著我和他的約定，也鼓勵他還是要繼續把我的話放在心上，絕對絕對不要再用那些奇奇怪怪的「東西」了，不僅會傷了阿母的心，也會讓所有關心他的人傷心難過！

同時，也是繼續鼓勵著阿雄媽媽：「以前的阿雄，是每天跟人家打架的，現在至少看到他很努力控制自己，要提醒自己盡量多去看看阿雄進步的那些表現，而不是只有責罵他讓人擔憂的部分。這樣，阿雄才會有繼續努力下去的動力，這樣，我們才能一直看到進步的阿雄。」

「十多年來，阿雄混亂、挫折又灰暗的人生，就像一幅被弄混亂的拼圖一樣，當然也是需要時間一塊一塊地把它拼回去的。媽媽一定會感到挫折沮喪，也會有難過失望的感覺，不過，我們當然繼續要用愛和時間來陪伴阿雄。」

「基本上，阿雄還是一個本性很乖的孩子，媽媽我對他有信心，所以我們要一起加油！就像阿雄這一次，他很努力遵守我和他的約定與承諾，這就是阿雄努力下的進步啊！」

看著眼前，說自己是孫悟空，我是如來佛的阿雄，繼續鼓勵這個很努力的年輕孩子，繼續鼓勵他，一定要盡力遵守我們之間的約定和承諾。期待有一天，阿雄可以拼回他美麗的人生。

我想，這也是鼓勵我繼續努力下去的動力之一，感恩不盡！

臨終前的托付

阿良，一個和我差不多年紀的大孩子。今天，陪他看門診的家屬，已經不是以前我熟悉的老爸爸了，而是阿良的姑姑陪他來看門診。

是啊！阿良爸爸已經不在了，我怎麼老是「卡」在一年前的記憶呢……

認識阿良和阿良爸爸已經十多年了，他們住在南橫公路上的小村莊，如果不是因為要訪視阿良的話，去他們家那條好遠又危險的山路，大概我一輩子都不可能去吧……

阿良小時候，媽媽就去世了，爸爸做苦工好不容易養大了他，老天爺卻跟這個辛苦家庭開了個玩笑。阿良在二十多歲的時候，卻發病了，幻覺、妄想干擾著這個年輕的孩子，同樣也擾亂了阿良爸爸多年的期待。

每一次家訪的時候，阿良爸爸總是苦著臉，一直嘆氣，擔心這個什麼都不會的「大孩子」。

五年前，阿良爸爸暈倒送到醫院治療，結果，阿良爸爸確診為癌症末期，為了阿良這個什麼都不會的心肝寶貝，阿良爸爸超級認真配合醫院的治療，只為了多爭取一些時間來「教導」阿良，教他洗衣服，買菜煮菜，坐公車，去郵局領錢，把生活上許許多多的基本知識和常識，一個一個教導這個什麼都不會的「大孩子」。

每一次阿良爸爸住院治療的時候，阿良爸爸就會拜託我們照顧阿良。時間就這樣一天拖過一天了，我也都快忘記阿良爸爸癌症的病情，因為我還是三不五時拿到阿良爸爸種的蔬菜，就像一般，一個疼愛孩子的健康父親一樣。

去年初開始，每一次看到阿良父子倆的時候，阿良爸爸總是跟阿良說：「如果有一天，爸爸不在了，你什麼事都要聽楊醫師的話，楊醫師的話，就是爸爸的話。如果你沒有聽楊醫師的話，我是會非常非常生氣的喔……」

每當我聽到這樣的對話，我的心，就會痛一次。如果阿良爸爸走了，我這樣的一個「外人」，又能為阿良做什麼呢……甚至有時候，我覺得阿良爸爸這樣單方面的托付，對我一個外人而言，真的，太沉重，也太殘忍了。

去年暑假的時候，阿良沒有什麼表情的回來我的門診，身邊少了我熟悉的阿良爸爸，多了一個阿良爸爸的妹妹。

阿良不帶什麼情緒的告訴我：「楊醫師，爸爸走了，爸爸叫我如果有什麼問題，可以找你。所以，姑姑今天陪我來看楊醫師。」阿良平平淡淡的描述著，而我的心，卻好似在淌血一樣的沉重。阿良爸爸走了，誰可以照顧這個什麼都不會的大孩子呢……

我的耳邊，也彷彿又聽到阿良爸爸之前拜託我的聲音。我只是一個醫師，我只是一個什麼都不是的外人啊……一個沉重又殘忍的難題……

後來阿良姑姑希望試著照顧阿良，說真的，當時聽到阿良姑姑說的話，我當下有一種謝天謝地的感覺……也許是一種「逃避」的心態吧！

就這樣，努力尋找社會福利來協助阿良姑姑，也就這樣不小心過了一年的時間。

今天，阿良姑姑疲倦地告訴我：「楊醫師，我老了，我也真的沒有體力了，阿良爸爸說如果有什麼困難，楊醫師有答應，一定會幫我們到底的。」

這時的我，彷彿又回到去阿良家家訪的時候，阿良爸爸跟阿良叮嚀的一切：「如果有一天，爸爸不在了，你什麼事都要聽楊醫師的話，楊醫師的話，就是爸爸的話……」

一個老爸爸死前，既沉重又殘忍的托付，我握著阿良姑姑的手說：「謝謝你這些日子代替阿良爸爸照顧阿良，真的是辛苦姑姑了，接下來的日子，就像阿良爸爸交代的，姑姑不要擔心，我會想辦法來解決阿良的困難……」

看著阿良姑姑離開診間的時候，我終於可以理解阿良爸爸的擔憂，只是對於一個外人的我太沉重……

我只是一個治療人的醫師，當時阿良爸爸還在的時候，我一直鴕鳥心態的躲避，應該……會有其他家人介入與協助吧……就這樣，一天躲過了一天，就像我從來沒有正式回應阿良爸爸一樣，在阿良爸爸身體狀況越來越差的時候，這一份藏起來的心理壓力就越來越大了。

當阿良爸爸去世時，當阿良姑姑願意接手的時候，我真的有種鬆了一口氣的感覺，雖然不是第一次處理這樣「託孤」的個案，但是，每一次處理的當下，心頭上就有許多莫名的壓力啊……要如何讓亡者安息，又要可以讓這些退化病人得到好的安置呢？這真的是一個兩難的抉擇啊！

所以，當阿良姑姑願意接手時，我大概也可以推測知道，阿良姑姑有自己的家庭，有自己的生活，而且阿良姑姑年紀也大了，阿良姑姑之前也沒有照顧過精神病患者，不知道阿良姑姑可以撐多久的時日呢……

就這樣，我也鴕鳥心態，一天撐過一天吧……時間到了，該怎麼樣，就怎麼樣吧……當阿良姑姑把阿良再交到我的手上時，我就是一個很簡單的想法，該面對的功課，還是該面對吧！否則又怎麼讓阿良爸爸安心呢？

有人問我為什麼願意接手這樣棘手的難題，其實也沒有那麼多的為什麼，這就是我的工作。照顧這些病人與家屬那麼多年了，時間一久，當然就會有感情的存在，看到了，又要教我怎麼捨得與放下？

只是偶爾我不免還是會抱怨一下，這些家屬也對我太放心與信任了吧！萬一所託非人，又該怎麼辦呢？謝謝大家三不五時容忍我的「抱怨」，讓我喘個氣，可以再繼續努力下去……

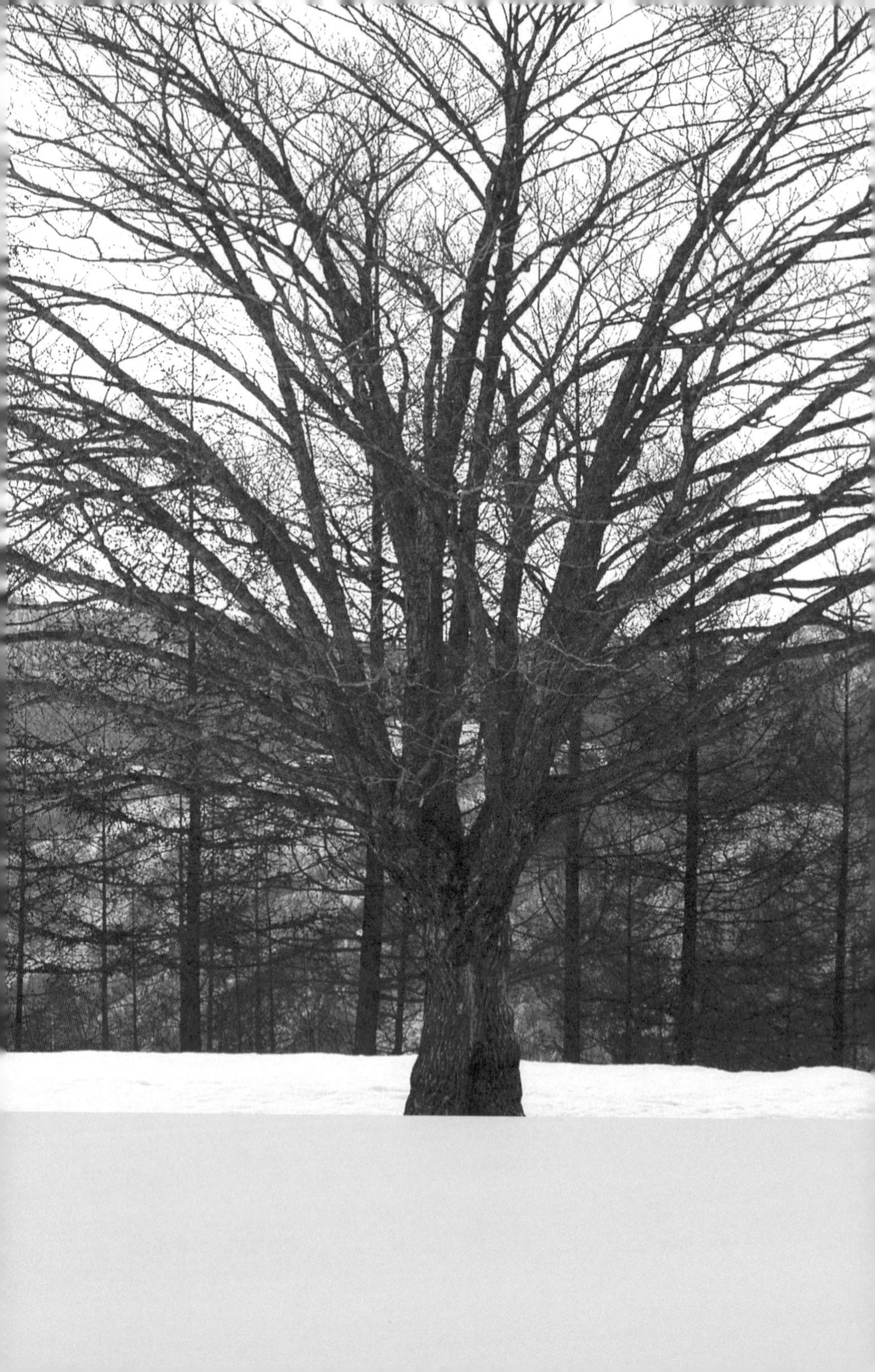

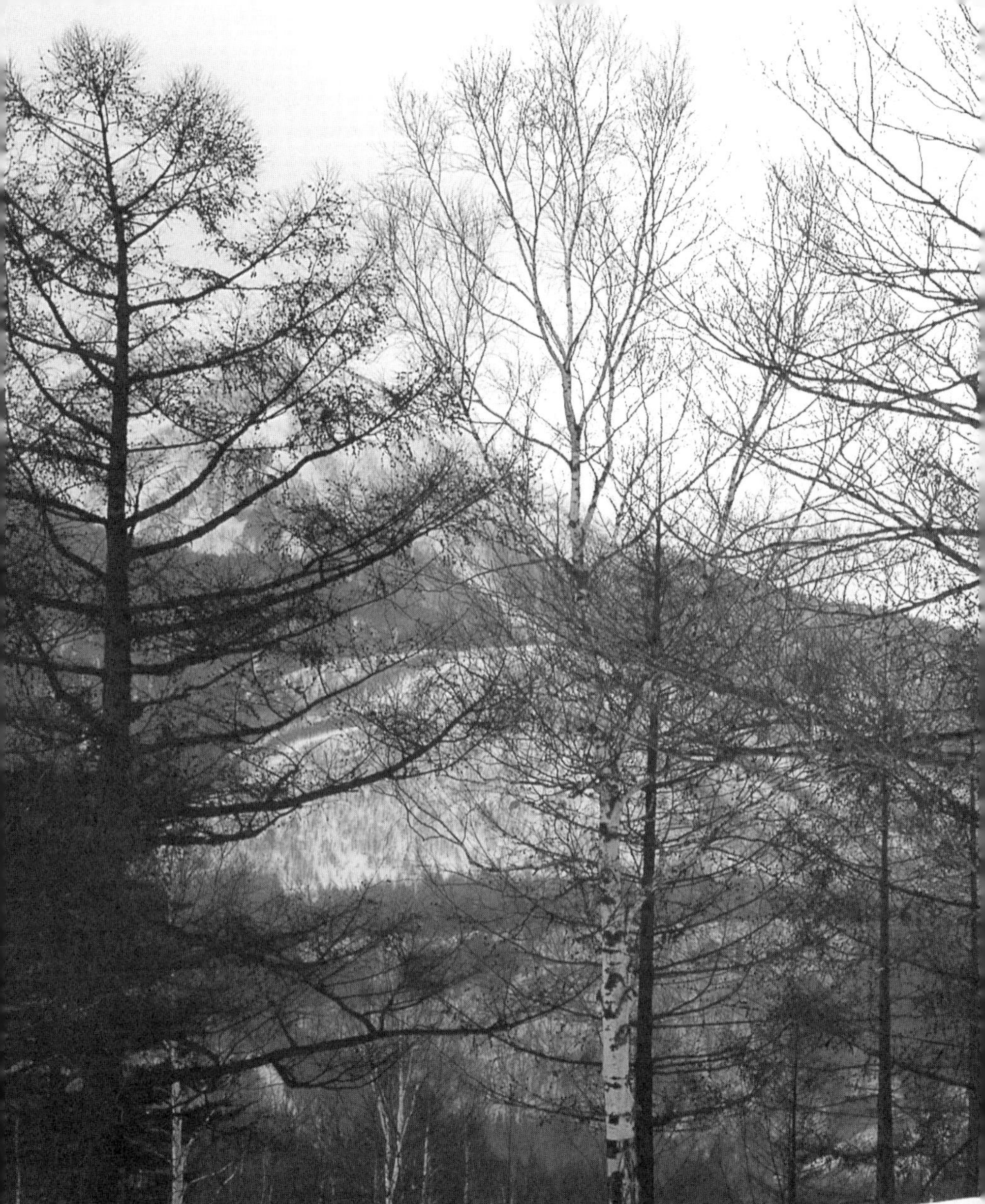

輯3 漫漫的陪伴之路

改變，是生命重啟的開始

阿志，他是我這些年讓我很有成就感的個案之一。

十多年前，當時的他，還是一個「遊民」。我第一天在我的門診認識他的時候，「慘不忍睹」和「嘆為觀止」這些我所能想到的形容詞，都不足以用來形容他當時的外表和狀態。

我真的不知道，也不敢想像，他究竟已經有多長的時間沒有洗頭髮和理頭髮了，像油條那麼粗，一條一條油膩膩的頭髮，還有身上的「仙」啊……真的是讓我快瘋了。而他身上穿的衣服和褲子，根本完全看不出來原來是黑色，還是已經髒到變成黑色了，就連手指甲和腳趾甲，都是長到鬈起來的情況了。

不過，我比較佩服當天跟我門診的姊姊，她……怎麼能夠受得了當時那麼特別而強烈的「氣味」。記得那一天門診，我幾乎可以說是用憋氣的方式在看診，你們就知道那個味道有多麼特別，而且令人印象深刻了。重點是，我還花了四十多分鐘，努力去說服阿志住院治療。

四十多分鐘……我的天啊！我的鼻子啊！我都由衷佩服我自己的耐性和肺活量了，人的潛能果然是可以被開發和挖掘出來的。後來，好不容易，上了病房的阿志，病房的同事們大概又花了兩個小時來「清潔」阿志，油膩鬈曲的頭髮，剪成了小光頭，黑黑的指甲，也全部都一併修剪掉了，至於難以辨別原貌的衣服和褲子……就直接丟了吧！而我們也在這一連串的「變身大改造」之後，終於看到了阿志本來的真面目。

之後的所有申辦手續和程序，又是一個接一個的浩大工程了。幫阿志重新辦身分證，健保卡，想辦法找「扣扣」幫他恢復健保身分，聯絡社政單位尋找彼此失聯許久的家人，以及協助低收入資格的申請。

我常常開玩笑的說，阿志從我的病房出院那天，大概就是他，生命重新開始的第一天，因為所有的一切，都是全部重新開始啊！

後來他變成了精神社區居家治療的個案，阿志的家人幫他找了一間小小的房子給他棲身，我們每個月也都會固定去看看重生之後的阿志。

而阿志他自己，也真的非常非常努力喔！他也有認真的去找工作，只不過，真實社會就是如此殘酷，大概有將近一年的時間，阿志找不到任何工作，不過，阿志就省省吃，省省用，他用低收入補助，儉省過生活。

後來家人介紹了一個比較辛苦的工作給阿志，是去垃圾場做資源分類與回收。大部分的正常人對於這樣的工作，通常都是敬而遠之，而且也不是固定薪資的工作，經常是老闆有缺人，才會臨時通知的粗工。

就這樣，阿志每天早上起床，都會乖乖等老闆通知，如果欠人工，就會叫阿志去幫忙，雖然阿志好叫，不過他真的「功能」不佳。即使如此，阿志依然還是會每天乖乖等著老闆通知。一天接著一天，阿志也就這樣過了。如果有工作，他會超級無敵高興，如果沒有，他也是一樣會耐著性子，乖乖地等著，不會生氣。

也許對大部分的人而言，阿志現在的狀態，根本沒有什麼值得拿來說嘴的，一個領取低收入補助，沒有什麼扣扣的怪咖，沒有固定工作，偶爾只是靠撿垃圾回收的傢伙，阿志這樣的改變，這樣的「進步」，真的太渺小，也真的太過微不足道了。

只是，這些年每當我看著阿志的時候，同時，也看著阿志一點一點的「進步」，再對照回想起以前阿志還在當「遊民」時的情況和生活，我的心中，就會有滿滿說不出的感動和「成就感」，只要我們有心，有能力去幫助他們，原來一個人也能夠改變很大的。

謝謝阿志！

謝謝他這些年那麼配合我。

謝謝他這些年努力的生活，感恩！

無法割捨的牽掛

那一年認識阿斌的時候，他還是一個十六歲的年輕大男生。

記得第一次去阿斌家家訪的時候，他沒有說什麼話，也沒有和我打招呼，甚至我無法理解他當下的情緒。

有點擔心，有點怨恨，有點羞愧，有點不知所措，所以阿斌幫我們開門之後，他就一溜煙的跑到二樓了。不過，我一直隱隱覺得，有一個小影子在樓梯口偷聽我們的對話，年輕男孩子就是這樣吧！總是把對家人的愛，藏得好深好深。

也許因為阿斌爸爸是一個思覺失調症的患者，在這樣家庭環境影響下的孩子，他的心理狀態，也一定是非常非常的複雜！尤其我真正來到阿斌家之後，才能真實地感受其中的一兩分吧！愛啊！恨啊！怨啊！擔心啊！沮喪啊……

一個年輕的男孩子，他一個人到底是怎麼撐過這些年的？

而之後我們每次要去訪視阿斌爸爸的日子，阿斌會特別向學校請假半天等我們，不過依然沒有特別與我有什麼互動，在幫我們開門之後，一溜煙跑到二樓，再偷偷躲在二樓，偷聽我們的對話。

兩年後的某一天，我在診間裡看到了阿斌。

那天阿斌拿著錄取通知單告訴我：「楊醫師，我要去讀軍校了，叔叔伯伯會來幫我照顧爸爸和弟弟的生活，可以再麻煩你還是像以前一樣去看爸爸嗎？我們家的鑰匙放在鞋櫃裡面的抽屜，要麻煩你自己開門去看爸爸了。出來之後，要再麻煩你把門鎖上，這樣子，爸爸才不會隨便跑出門……」

而我還是一樣感受到阿斌那複雜的心情……一樣地，愛啊！恨啊！怨啊！擔心啊！沮喪啊……

突然阿斌的眼眶紅了，他繼續說：「楊醫師，我終於可以好好『一個人』過生活了，讀軍校不用花錢，而且有生活費，也不用擔心所有的事情了……也可以把台東的所有一切，全部剪光光了，拜託楊醫師要繼續像以前那樣照顧爸爸，也要麻煩楊醫師多注意一下我弟弟。」

眼前這個急著想要自由飛出去的年輕人，急著想要切割台東所有的灰色少年郎，而他的一顆心，還是依然牽掛著家中生病的爸爸和年幼的弟弟，這是一個多麼令人沉重的不捨！

歲月如流水，現在的阿斌已經是一個二十八歲的軍官了。上天在阿斌家開了第二個玩笑，阿斌弟弟也不幸得了和爸爸一樣的思覺失調症。每一次看到阿斌帶爸爸和弟弟看門診的時候，沒有看到像年輕時那樣複雜的情緒，阿斌的臉上只剩下擔心不已的擔心！

是啊！一轉眼十二年的時間就這樣過了，對於阿斌而言，有太多的苦澀，沮喪，挫折，不捨。

人生有太多的人事物，捨不得，也放不下，更拋不開。只是心軟的人啊！是最沒有用的人！因為心軟的人啊！就只能自己默默的承擔……

就像我眼前這個苦難的阿斌。原本應該是青春飛揚的年輕歲月，卻總是不小心和擔憂與挫折為伴。

記得上星期我是這樣對阿斌說：「弟弟，你已經二十八歲了，你已經非常非常照顧爸爸和弟弟了，很不幸，他們得了思覺失調症，很幸運，他們有一個那麼愛他們的你，要開始學習好好照顧自己了。假日放假的時候，如果可以的話，還是偶爾跟朋友一起出去走走，你也要開始交交女朋友啊！你也要慢慢有自己的人生啊！」

「爸爸和弟弟他們生病了，也許你認為應該要照顧他們一輩子的人生，而『一輩子』是多麼漫長啊！如果你自己都沒有好好照顧自己的話，你又怎麼可能好好照顧爸爸和弟弟呢？」

「如果有一天連你也都累倒了，又有誰可以照顧他們呢？如果可以，如果可能，要開始學習對自己更好一點，至於爸爸和弟弟的問題，不要擔心，我還是會像過去十二年一樣照顧他們的。答應楊醫師，一定要開始學習對自己更好一點，這樣，我才不會又要擔心你了……」

看到眼前眼眶紅紅的阿斌，好像又回到阿斌拿軍校錄取通知單找我那天。

那一年的阿斌，二十歲，而現在的阿斌，二十八歲。

還是，一樣的擔心；還是，一樣的不捨；還是，一樣我捨不得的阿斌。

一份最純粹美好的愛

阿鳳，是一個讓我既擔心又不捨的母親，初見阿鳳是在醫院的急診室。

她因為鄰居報案，被一一九送到醫院，當我緊急協助她辦住院時，鄰居又把她讀小一的兒子給送來，這下麻煩了，因為當時的我一邊焦急地要處理阿鳳的精神科住院事宜，一方面又要到處探詢哪兒能暫時安置小朋友，然後在大半夜裡，實在沒人可以暫時幫忙照顧那孩子，所以我在沒辦法的情況下，只好讓小朋友一起上去病房，這是我第一次那樣深刻感受到什麼叫做「無力感」和現實的殘酷。

當然，我是捨不得生病的阿鳳，但是說實在的我更加捨不得的是年紀小小的孩子啊，一個情緒不穩定的精神病患者，她平日是如何獨自照顧孩子？她的孩子又是怎樣長大的呀？這些問題在我腦中盤旋，我不太敢往下想，只希望阿鳳的病能快一點得到控制。

轉眼，十多年過去了，這十多年來照顧阿鳳的日子，我總會多花一點心力在她的生活層面上，也許是因為第一次治療阿鳳時，她孩子在急診室望著我的那個無助又迫切的眼神；也許是我知道其實精神狀態穩定時的阿鳳是那麼深愛著她的孩子。我或許幫不上她的孩子什麼忙，但是我能做的，也是一直放在心上的，就是努力讓阿鳳處於一個身心最穩定的狀態，多年來，我察覺到，只要阿鳳安穩，我就能安心。

基於這樣的理由，每一次阿鳳回來門診，我總會叮嚀她說：「阿鳳，如果你或者孩子有任何困難，都要記得回來找我喲，有問題我們可以一起討論，我也一定會盡力幫你想辦法！」

可能因為這個叮嚀，讓她知道可以相信眼前的這位醫師，阿鳳家中的大事小事全部都會告訴我，每回來門診時就會滔滔不絕的訴說著，她家裡還缺什麼，欠什麼，需要什麼的，她呀，合理不合理的，都會直接跟我開口要，不會覺得不好意思。是的！阿鳳就是這麼可愛、單純又率直的一位病人。

有一次，阿鳳門診時開口對我說：「楊醫師，我的兒子好厲害喔！可能因為他常常吃楊醫師送的米，所以，沒有丟楊醫師你的臉，他考上五專了呢！老師說學雜費還可以全部減免，生活費也有補助。醫師你可不可以送我他在宿舍的被子、枕頭呀？這樣我就不用擔心他會感冒著涼了。」

阿鳳在分享這個心情的時候，我的心頭上，暖暖的呀。

時間真的過得好快，我依稀記得那個小不點般的孩子站在我的眼前，他手足無措的望著在急診室裡的母親，眼眶中滿滿無助的淚水。

這些年，我努力hold住阿鳳的精神狀態，阿鳳或許不是一個一百分的完美媽媽，不過，我知道她很努力照顧著自己的孩子，而她的孩子也同樣很努力照顧著他的媽媽，也許物資生活匱乏，但是我知道，阿鳳和孩子可以安穩地生活在一起，彼此依靠，這就是一種美好的幸福。

上次阿鳳回診的時候又再次提醒我：「楊醫師，你沒有忘記要給我的被子和枕頭吧。楊醫師，這一次我不想告訴兒子是你送的，我可以說是我努力存錢買來送給他的嗎？因為這樣，他每天睡覺時都會有我的愛，哈哈，但是這樣，會不會對不起你呢？」又一次聽到阿鳳的分享，我的心頭不只暖暖的，還酸酸的呀！

就這樣，我準備了被子、枕頭，還準備了一些年輕人喜歡的小東西，當我把東西交給阿鳳時對她說：「這些東西，不是我送的喔！這是一個媽媽對孩子的愛。」

當阿鳳拿到東西時，單純如孩子般高興，她興奮地說：「太棒了，謝謝你，醫師，謝謝你這些年這麼用心照顧我們母子倆，孩子長大，像風箏一樣，要出去飛了，以前，我總覺得沒有我，孩子會比較快樂，過得好一點，但是這些年，我很穩定，沒有再發作，這樣我就很感激了，至少呀，我可以跟兒子說媽媽每一天都很努力，雖然我們吃不好，住不好，過得很辛苦，但是，兒子就是我的心肝寶貝，只要他好我就好，以後他每天睡覺的時候，都會有我滿滿的愛包圍著他。」

是吧！這就是世界上最純粹美好的母愛。

又過了幾個月，阿鳳又對我開口，她說寒流要來了，問我可不可以再給她一條厚一點，更溫暖的棉被，因為她擔心被子太薄，孩子會生病，然後她說：「這一次我一樣要厚著臉皮說是我送的喔。這樣我就不用擔心他感冒，每天都有我的愛溫暖他，一直持續保護著他。」說著這些話的阿鳳，臉上燦爛的笑容猶如冬天的暖陽。

一個母親獨一無二的愛，就是這樣的單純美好，也許，下一次我應該找機會跟阿鳳說，謝謝她，那麼愛她的孩子，也謝謝她，讓我知道我辦的「寒冬送暖」不只是分享物資而已，謝謝她，讓這些分享顯得更與眾不同，更加有意義。

我的門診病人背後深藏著不同的故事，有時某些故事會在我的內心發酵並牽動著我，有些病患總是會讓我特別的掛心，我常想，自己是否能夠提供他們更多有形無形的資源與幫助，因為只要能讓他們過得好一點，我就能多感到一點安心。

我的病人們早就變成我的朋友、我的家人，他們常常在召喚我呢，我唯一能做的就是持續的關心他們，讓他們維持在很穩定的現況，至少要那樣才行。

因為愛，所以分享

阿菊，她大概是我見過最苦命的女人之一吧！會用「之一」的原因，只因為這個世界上，依舊存在著太多太多的苦命女人了。不過，坦白說，苦命的應該不分男人和女人吧！

阿菊年紀輕輕，是個僅有三十多歲的女人家，可是，她生的孩子啊……已經快要超過我兩隻手的手指頭數字了。在現在這個年頭，她這樣的年紀，這樣「多產」的紀錄，算是極為罕見的了。

只不過，這個還不算是她最大的問題。

因為孩子們的爹，很有可能超過N個以上吧！

不要懷疑，這個才算是最最最棘手的大麻煩。因為阿菊每一次急性精神症狀發作的時候，她就會落跑，離家出走，讓家人遍尋不著，著急不已。就在她身心狀態極度不穩定的情況下，她就常常這樣……不小心大了肚子，等到阿菊好不容易被警察找到，然後被家人帶回家的時候，常常也是她的孩子呱呱落地的時候。而這樣的情形，已經發生不止一次了。

第一次認識阿菊的時候，除了要說服她住院治療的同時，我也是一直努力想盡各種辦法要說服她……盡早結紮吧！

否則，這樣三不五時，阿菊不小心又大了肚子，而孩子們永遠也不會知道自己的爸爸是誰，這樣的情況，對於他們這樣的家庭，無疑是雪上加霜，難上加難，什麼時候才是個盡頭啊！

再加上，阿菊本身是一個慢性精神疾病的患者，她因為精神疾病，也因為腦神經功能退化，沒有工作，當然也不會有收入，只能靠著孩子們的社會福利補助款，可以讓他們一家幾口勉強度日，過著極為艱辛困苦的生活。

每當我想到這些情形，我就會心痛加難過加不捨，還要加上非常非常生氣，因為這樣無比淒慘的生活環境，對於阿菊的孩子們，真的是……很不公平啊！他們這樣小小的年紀，本應該是過著家人寵愛，天真無邪，無憂無慮的童年生活，卻因為阿菊的情況，讓他們註定難以得到這些尋常家庭的平凡幸福。

所以在阿菊第一次住院的時候，我就這樣每天好說歹說，想盡各種辦法地……威脅加恐嚇加拜託，再加上幾近懇求，甚至把所有治療的「扣扣」，全部想辦法幫阿菊都找齊了，終於啊……終於……，皇天不負苦心人，阿菊好不容易總算點頭答應，願意結紮了！

所以很幸運的，在我接手治療阿菊的這些年，阿菊處在一個相對穩定的身心狀態。另一件更為重要的事情就是，阿菊永遠沒有再大肚子生娃娃了……也不會再有可憐又無辜，而且讓人感到不捨的孩子誕生在阿菊家了。

因為每一次去阿菊家家訪的時候，我們花在阿菊孩子們身上的時間，永遠都比阿菊還要多。

我們只能努力尋找各種社會資源和社會團體的協助，否則，只靠什麼都不會的阿菊，孩子們除了吃不飽，穿不暖，營養不良，生活匱乏，恐怕還會因為長期缺乏親人的關心與互動，大概會有刺激不足，發展遲緩的問題產生。

我們每一次與阿菊物資分享的時候，看到那麼多等著吃飯的小孩子們，我就會自動給阿菊加好幾倍的物資，就是希望能幫助阿菊改善他們一家人的生活。即使我們能做的相當有限，哪怕只是一點點都好。其實，就是因為我實在捨不得那些可憐的孩子們。

而且從阿菊身上讓我看到了母愛是一種天性，是一種本能力量，是一種超越一切，讓人感動的偉大。原來，一個人在當了媽媽之後，即使是生了精神疾病，可是因為當媽媽而產生的「母愛」，是自然而然，永永遠遠都會存在的，無論她處於怎樣的狀況，對於她的孩子，她還是會關心、照顧與呵護。

阿菊最近很直接地跟我說：「楊醫師，山上的冬天不但風很大，而且也很冷，你可以多給我幾條棉被嗎？現在孩子們慢慢長大了，兩個人蓋一條棉被會太小，我擔心孩子們會感冒生病，所以，你可以多給我們幾條棉被嗎？如果……如果……被子不夠的話，那……我的，我就不要了……可以把給我的棉被給我的孩子們嗎？」

聽完了阿菊說的話，讓我的心裡和鼻頭，忍不住泛起一陣酸酸的感覺。

這就是辛苦人家生活中所面臨的困境。人窮啊！什麼辛苦都會找上門。只是更讓人捨不得的是，這些辛苦的孩子們。也因為如此，希望這些少少的物質分享，可以讓這些生活辛苦的精神病患家庭，可以因此而得到更多一些的關懷與溫暖，以及來自各方的支持力量，支持他們得以在人生困境中繼續走下去，有勇氣去面對他們的未來。

而這些來自社會各方，源源不絕的物資、支持與關懷，一切都是因為「愛」。

因為愛，讓我們得以將這些感動，轉化為動力，讓那些陽光照不到的地方，讓那些被上天開了小小玩笑的家庭，也能在寒冷的冬天，感受到人世間一絲絲的溫暖。

因為愛，所以分享。

因為愛，所以感恩。

因為愛，感謝有你。

生活中最美好的一部分

阿偉，他曾經是一個一直沒有我緣的個案，我必須很誠實的說：「他就是一個不討喜的臉，我真的很不喜歡阿偉，一個沒由來的不喜歡他。哈哈哈！我會不會太誠實與誇張了？」

第一次他來門診掛號的時候，我……我就真的很不喜歡阿偉。記得當時阿偉看完門診後，我還特地去問門診姊姊會不會也不喜歡阿偉？會不會跟我一樣，沒由來地討厭阿偉呢？

賓果！果然門診姊姊也是與我有同感，再加上他有太多讓人受不了的壞脾氣與壞習慣，所以討厭阿偉，可能是很多人的感覺吧！只是我比較誠實地說出來而已。

有人問我：「你是醫師呢！你怎麼可以那麼無禮又誇張地說討厭某病人呢？」

哈哈哈……為什麼我不能直白地說呢？還是我應該用文言文說呢？我就是一個平凡再平凡不過的普通咖，只是剛好我的職業是精神科醫師。我有很正常的喜怒哀樂情緒，我可能會喜歡一個人，也可能討厭一個人，應該這樣……才是一個正常的人。只是大家平常可能不太好意思說出口。

我認識阿偉和他的爸爸、阿嬤十三年了，我第一年回台東馬偕工作的時候，阿偉爸爸剛好也從中部搬回來台東部落住，我和阿偉的「孽緣」，就這樣開始。

剛開始，是老爸爸帶他來門診看病，辛苦窮人家，還懶得走路坐公車，每一次都要拗老爸爸包計程車來門診，捨不得阿偉爸爸的辛苦和扣扣，就變成……我去阿偉家看他們，你們就知道，我為什麼不喜歡阿偉了。

每一次面對這樣可能讓人討厭的個案，真的是考驗自己的修養和專業能力了。第一時間，總是會特別的提醒自己：我是照顧他的專業精神科醫師，他是我照顧的精神科病患喔！

再來呢……我又會想到另一個存在的可能性問題，應該很多人可能像我一樣不喜歡他吧？那他……會不會因此就少了許多應該的協助呢？

事實證明，我討厭他，別人可能也是一樣討厭他。這樣一來一往之下，他不就越來越沒有任何協助了？

所以總是會再叮嚀自己，雖然討厭歸討厭，不喜歡歸不喜歡，要特別留意一下這些「不討喜」的病患，因為當社會資源越不進入去協助他們，他們的壞脾氣和壞習慣就會越積越多，越來越讓人討厭，就像無法跨越的可怕障礙。

這樣他們就越容易變成大家討厭的狀態，就這樣一直永無止境的惡性循環！所以面對這樣我和許多人都討厭的個案，誠實地面對自己的情緒與喜好，然後呢，就暫時先放下。只要他還願意繼續看我的門診，當下的我，就該好好處理他的問題，要討厭，要生氣，等看完他的門診之後吧！

阿偉，他似乎特別地「怕」我，全世界應該只有我管教他，他才會一點點的放在心上。

每一次去部落看病人的時候，常常三不五時，我都會不小心忘了阿偉。因為每一次叮嚀他的事情，都是只執行一兩天，就……算了。等我又要去訪視時前幾天，他又會記得乖乖聽話執行幾天，故事的劇情，就是一直這樣無聊地一直重複。阿偉還是一樣的怕我，一樣的懶惰，我還是一樣地討厭阿偉，一樣的一直唸他。

五年前，原來照顧大家生活起居的阿偉爸爸車禍了，我們最擔心的事情，果然發生了。什麼都不會又懶惰的阿偉，加上快九十歲需要人照顧的老阿嬤，他們倆又該何去何從呢？

我們甚至雞婆地想把兩個嬤孫各自的安置，不過，老阿嬤就是捨不得，就是不要。這時候，感謝天，感謝地啊！阿偉這一次有乖乖聽我的話，擔起照顧老阿嬤生活起居的責任，雖然住的環境，吃的伙食有差「很多點」，但是至少可以一家人住在一起。

這近四、五年來的家訪時間，我還是必須很誠實地說：「我還是一樣，不是那麼喜歡阿偉。」

不過說真的，真的有那麼多討厭嗎？或許只是自己個人單純的喜好與厭惡？如果讓討厭與生氣的情緒卡在門診當下，那這樣太多情緒的自己看門診，我會不會也太辛苦了！

每天提醒自己，當然可以擁有自己真實的情緒與喜好，但是在看診治療的當下，自己就是一個專業訓練的精神科醫師，真真切切地面對每一個治療的過程，才能夠更貼近病患真正的困擾與煩惱，才能夠更同理他們內心的掙扎與矛盾。

結果……也就這樣不小心照顧阿偉十三年了，不過每一次看到討厭阿偉的同時，我也似乎慢慢看到阿偉可愛的那一部分，雖然我還是常常大粒地罵阿偉，因為他的壞脾氣與壞習慣啊……不說也罷……

我還是按著時間固定去看看阿偉和阿嬤，我還是常常很大粒地罵阿偉，叫他菸少抽一點，酒少喝一點，要乖一點，就像以前一樣，一直很大粒的罵他。

阿偉還是像以前一樣立正站好，聽我說教。不過我的心裡，其實一直很謝謝阿偉，謝謝阿偉這五年照顧阿嬤的生活起居，如果沒有他，我擔心的老阿嬤又該何去何從呢？雖然環境還是一樣不及格，雖然伙食還是一樣不好吃，不過，至少是住在一起的「一家人」。所以，還是要謝謝這個讓我討厭的阿偉，謝謝他為我省了一個放不下的麻煩。當看到一個人令人討厭的時候，也學習慢慢去尋找他可能存在的美好。

看到阿偉照顧老阿嬤的時候，常常就是我照顧精神病患者的動力。

雖然他們不是大家想像中的那樣「美好」，不過，他們卻是我生活中「最美好」的一部分。

謝謝他們帶給我的這些「美好」。

有個性的阿雀

阿雀，我認識她十多年了，我不知道她還有沒有其他家人。不過，我認識她的這些年，她都是一個人自己來看病，當初也是因為她「一個人」的背景資料，再加上退化，不規則性治療和沒有人照顧，就這樣，我把她轉為我的社區居家治療個案。

每次打電話給阿雀，在我們還沒有出聲的時候，她就已經主動跟我們問好了。後來我們再仔細澄清才了解，因為阿雀沒有其他家人和好朋友的原因，大概只有我和品蓁護理師會打電話給她，也只有我們會去看看她吧！

不過說現實一點，如果不是家人，如果沒有特別的原因，應該也沒人會去拜訪一個慢性退化的精神病人。也因為阿雀是我們照顧的個案，慢慢也更知道她那可憐的過去。

原來，阿雀還是有家人的，只是因為得了精神病之後，她像被「放生」地流浪到後山台東，一個人就這樣「莫名其妙」地活到了五十多歲，為什麼說是「莫名其妙」呢？沒有地方住，沒有工作收入，我都很好奇，她怎麼生活過來的呢？

後來與阿雀關係建立更好的時候，我才知道，她真的是一個可憐又苦命的阿雀！

她有很長的時間是靠「皮肉錢」為生的，後來我們幫她申請低收入戶身分之後，她才脫離了「賺皮肉錢」的苦難人生。

治療穩定後的阿雀，其實是一個很有「個性」的病患，尤其對於我們管東管西的互動模式，她真的是……粉有個性的……不鳥我。不過，她還是會乖乖在家等待我和品蓁，因為她常說，全世界只剩下我和品蓁會定期去看她，所以她還是「委屈」一點，讓我和品蓁每個月都去看看她。

去年底，阿雀又很有個性的跟我們說：「楊醫師，你和品蓁太辛苦了，你們要照顧太多的病人了，我已經自己決定了，我想要自己來醫院看門診，打針。」

記得當時，當我和品蓁準備再去訪視她時，電話那頭卻響了許久，沒有人接電話。

我們到了阿雀家時，她還是和以前一樣在家等我，只是很有個性，很生氣地說：「我不是說我已經決定自己去醫院看門診，為什麼你們還打電話給我呢？所以我很生氣，不要接你們的電話，我也不要開門跟你們見面了。」

哈哈！這就是這些年我們認識的阿雀，一個很有自己個性和想法的阿雀。記得那一天，我們花了好久時間，阿雀才消了氣，開門與我們見面，否則不知道我們還要耗多久的時間呢？

那天，不知道發生什麼事情的外人，可能會誤會我和品蓁一定有什麼「問題」，否則幹嘛兩個人站在門外，卻一直對著窗戶一直講不停呢……

後來，阿雀也真的如她所說的，有乖乖聽話，自己回來門診打針治療，不過我和品蓁三不五時還是會順路看一下阿雀。畢竟照顧阿雀也都十多年了，時間堆積的情分，真的讓人不捨。

阿雀還是會和以前一樣家訪固定時間，會等著我和品蓁，等著少數會去看看她的「老朋友」。

而這個月，阿雀的預約門診時間，竟然沒有準時回來看門診，當時的我，就有許多的擔憂。阿雀，她都是門診日當天第一個報到的個案。因為她總是說：「我每天都是『閒閒沒事』的人，看門診那天，是我那個月最重要的事情，當然要第一個報到，來等楊醫師！」

怎麼那天，阿雀沒有來看門診呢？一顆擔憂的心，卡著。後來麻煩了同事幫我找找阿雀，結果卻是一個讓我難過的消息。

阿雀在預約門診前的一個星期，騎著腳踏車，出門去溜達溜達，騎著騎著，突然間暈倒不省人事。送到急診室時，已經來不及了，醫院聯絡了她的村幹事和管區警察，查到了我們都一直找不到的家人，也找了社福資源，辦了她的喪禮。

當我知道阿雀的事情時，第一時間，我的心中滿是難過與不捨！什麼都很有自己主見與個性的阿雀，怎麼，連自己的「死亡」，也選一個那麼有「個性」的方式！

不過，後來我放下了心中的難過與不捨，至少，阿雀故事最後的結局，她終於找到自己的家人了，她終於跟著自己的家人「回家」了。而我也可以放下一個讓我擔心的個案，只是這樣的結案方式……太傷心了……

謝謝阿雀配合我們治療的這些日子。

謝謝阿雀每次都乖乖聽話在家等待我們的訪視。

謝謝阿雀很有個性和想法的互動模式。

謝謝阿雀帶給我那麼有趣的曾經。

今天就用這篇文字，來紀念我記憶中所認識和不捨的阿雀。我想，回到家的阿雀，不再是一個人的阿雀了。她，應該會更快樂與自由的……

老人家的電影初體驗

上個星期，阿清伯沒有回來看門診，我一直掛記著這個老人家，擔心是不是發生了什麼。其實，阿清伯不是我的門診病人，他的大哥，才是我照顧的個案。

以前一直是阿清伯的媽媽照顧阿清伯的哥哥，可是阿清伯的媽媽走得早，媽媽臨終時，心裡始終牽掛著這個生病的大兒子。而其他生活過得很好的兄弟姊妹們，沒有人敢答應媽媽臨終前的這個「託付」，畢竟，要照顧一個慢性精神病患者的手足，真的真的不是一件很容易的事。

後來，排行老二，做水泥工的阿清伯答應了媽媽的託付，就這樣，直到現在，阿清伯也已經是個八十多歲的老人家了。因為肩負起照顧大哥的責任，阿清伯後來索性也沒有結婚，這麼多年來，阿清伯一個人照顧著他的大哥，兩個人相依為命，互相做伴，也互相依靠。

這些年阿清伯漸漸老了，工作也是有一天沒一天的，生活上當然是非常辛苦的。幸好前些年，我們協助了他們低收入資格的申請，再加上社福團體的一些生活補助，也是自自由由地生活著……

最近這些年，每次舉辦病友活動時，阿清伯總是非常客氣地拒絕我的邀請，他擔心大哥搞亂了我的活動，因此造成我的困擾。即使我一而再，再而三的保證和邀請，請他不用擔心這些小問題，但是阿清伯總是笑笑地拒絕我。

今年初的第一場看電影的活動，我特別從一月初就一直一直拜託他來參加，好說歹說，懇求他，拜託他……還故意跟阿清伯說：「阿清伯，你帶哥哥一起來看電影啦！這一次活動參加的人太少了！這樣我會被我的頭家罵到臭頭呢……拜託你來插花參加我的電影活動啦！少了你們兩個，我下一次就不能辦活動了。」

就這樣，阿清伯勉為其難地報名了，後來我才知道，這場電影活動是阿清伯和他的大哥，他們倆人生中的「第一場」電影。

活動結束後，阿清伯握著我的手說：「謝謝楊醫師你的邀請，今天那麼多人參加，哪有你說的沒有人參加的情形，不過還是真的謝謝你，哥哥和我看得好開心啊！八十多歲才第一次去電影院看電影，真的就像鄉下人來大都市逛街一樣的高興。」

四月初的時候，我又再約阿清伯和我們一起去吃牛排，他還是像個單純又可愛的鄉下人一樣地拒絕我。而我還是一樣，好說歹說，懇求他，拜託他……直到四月底的時候，阿清伯終於非常害羞地交了報名表，而且更害羞地問我穿什麼衣服才得宜呢？我叫他簡單穿，快樂的參加就好。阿清伯和他大哥，就這樣滿心歡喜，開心地離開診間。

上星期，始終沒有看到阿清伯的身影，我心裡就一直擔心著他們，擔心這兩個相依為命的老兄弟怎麼了。直到星期一門診結束的時候，我才看到了哭腫雙眼的阿清伯。

他很內疚地跟我說：「對不起，楊醫師，我沒有好好照顧大哥的身體，我和大哥不能參加楊醫師的牛排活動了。大哥前些日子感冒，變成肺炎住在加護病房了，醫生還發了『病危通知單』，不知道大哥還有沒有這個福氣可以和你一起去吃牛排，大哥一輩子沒有去牛排餐廳吃過牛排，四月底我們兩個還特地去夜市吃牛排，練習拿刀子和叉子，吃牛排呢……早知道，去年你的邀請我就該參加，大哥就真的去牛排餐廳吃過牛排了，謝謝楊醫師十多年來一直照顧我們這兩個老人家。」

我實在不知道該如何安慰傷心落寞的阿清伯，只好握著他的手說：「不管以後怎麼樣，阿清伯如果有任何問題與困難，記得一定要回門診與我討論，我們是認識十多年的老朋友了，就像以前，你們有什麼問題與困難時，你們都會記得找我商量討論啊……不要忘記了我這個十多年的老朋友喔……」

看著阿清伯一個人孤單離開診間的背影，身邊少了長久以來，彼此相依為命的老大哥，我心中除了滿滿的不捨，還是不捨啊……

希望阿清伯的哥哥能夠平安的度過這次的危機，也希望他們兄弟倆，可以有機會和我們一起去吃牛排，讓我們再看到他們那種簡單，容易滿足的感動。

化做春泥更護花

星期五台十一線居家訪視的時候，我們又再次經過阿梅的老鐵皮屋。屋子前，也少了每次等待我們的阿梅。

我和品蓁護理師聊著「阿梅」這個老朋友的故事，突然品蓁提到：「阿梅離開我們快一年了，這個世界上還有誰記得她的故事呢？楊醫師，把阿梅的故事再po出來吧！不要管那些認為你『歧視』原住民的人，如果我們歧視，怎麼會照顧阿梅十多年？至少讓其他人知道，阿梅過去曾經美麗的故事，至少讓大家多少還能記得她。」

所以，我又再po那因為「歧視話題」而刪文的文字，希望為阿梅的生命，留下一點點的記憶。

阿梅，一個認識很久的老朋友，她總是開玩笑說：「我在精神科已經『奮鬥』三十多年了，楊醫師，我比你『資深』喔！」

是啊！阿梅從二十多歲生病，到現在已經五十多歲了，也算是精神科三十多年的老病人了，而我也只是照顧她後面的十二年的日子。

阿梅的人生，如果有機會被拍成電影，應該會是一部精彩又有趣的作品吧！

阿梅，是一個美麗的海岸線女生，原生家庭有很多兄弟姊妹。她從小就不喜歡讀書上學，國小畢業後，她就很勇敢地去台北工作賺錢。她說，也許是自己愛玩吧！也許是家裡太多人等著吃飯吧！未成年的她，具體說應該還是孩子的她，就這樣莫名其妙，很早就「下海」賺皮肉錢了，也是這樣，兄弟姊妹才有白米飯可吃，才有機會去上學。

二十多歲的她，愛上了一個大都市的男生，還沒來得及帶給台東的爸爸媽媽看，她就不小心懷孕了，也沒了工作。後來，阿梅生下了一個可愛的男娃娃，而那個她喜歡的男生，也突然消失無蹤了。

阿梅帶著男娃娃回到了台東老家，中間發生了許多故事，阿梅沒有辦法很清楚地告訴我，她只知道，她那時候生病了，大家說她瘋了，變成一個可怕的神經病。求神拜佛，偏方草藥治療，什麼都試過了，最後她被家人關在房子外的小鐵皮屋裡，每天嘶吼，吶喊，尖叫，辱罵，胡言亂語……幸好健保開始了，她才真正接受藥物治療。

阿梅跟我說：「她幾乎不大記得那段在小鐵皮屋的記憶。」不知道是太痛苦，還是太可怕了，而阿梅和她兒子的互動，也因此就像隔了山一樣的遙遠。剛開始的精神科藥物治療，因為嚴重的傳統精神科藥物副作用，她常常故意忘記吃藥，所以住在精神科病房的時間比住在家裡多。

後來有一次，一一九送她來急診，我接手照顧阿梅的治療，她才開始接受新一代抗精神藥物，少了讓阿梅害怕的副作用，她才慢慢變回了以前的可愛阿梅。花了好多時間，才慢慢知道她的故事。美麗的青春少女，不小心入了特種行業，燦爛地養活了自己，也滋養著全家人的美好，生病後的她，進入了一個黑色與混亂的世界，等她從妄想與幻聽中慢慢走出來的時候，她的小男孩，也變成了陌生的二十歲大男孩了。

而上天又開了她一個玩笑，她的可愛小男孩，有ＩＱ上的問題。更可笑與諷刺的故事橋段，她的兄弟姊妹都幸運地讀了大學，現在都有很好的工作，很美好的家庭。而阿梅和她的兒子，卻是在貧困中生存，阿梅每次住院治療時，總是非常不容易聯絡上她的其他家人。

有時候我會想一個假設的問題，如果當時阿梅沒有犧牲自己美好的青春，那些兄弟姊妹有機會上大學嗎？這真的是一個殘酷又現實的假設問題啊！所以，每一次去家訪阿梅的時候，我都會多一分的不捨與難過。

鐵皮屋旁，是一棟看起來曾經很漂亮的老房子，幾次我熱心地與阿梅家人電話討論，反正老房子只有家人偶爾回台東才住，是否可以讓阿梅和兒子搬進去住呢？

因為家人覺得阿梅不會照顧自己，所以她只能住在以前關她的那個鐵皮屋。也許你會問，為什麼呢？也許，這就是阿梅和兒子，無奈的人生。

後來我們幫阿梅申請中午送餐的服務，阿梅常常捨不得吃，把便當留給她的兒子。

也許一個母親不管自己怎麼了，她的心還是記掛著自己的孩子，也許，這就是天生的母愛吧！

每次颱風天過後，總會擔心阿梅和她的鐵皮屋，而阿梅只擔心著她的孩子。每次我總是罵著阿梅，你連自己都照顧不好自己了，連自己的下一餐在哪裡都不知道，還擔心其他有的沒的……阿梅也只是傻傻地聽著我的罵，還是繼續把她的送餐便當留給兒子吃。

去年七月份左右，上天又給阿梅開了一個玩笑，她得到了肝癌。

不過，對阿梅而言，肝癌，不過就是一個疾病罷了。我嘗試聯絡她在外地的家人，大家好像沒有什麼特別擔心的感覺，好像全世界就屬我最擔心阿梅似的，許多的建議，許多的治療，大家也好似心不在焉的。

回到現實生活的考量，阿梅的其他家人，因為錢就有了許多的無奈，大家說，各自有各自的家庭與生活啊！他們希望我跟阿梅和她的兒子商量。我告訴他們，癌症治療與生活困難需要，是全家人要一起努力的難題！我只是阿梅的精神科醫師，這樣豈不是太為難我了嗎？

阿梅的家人之後就不接我的電話了，而我的心中有許多感慨，有許多沉重，有許多沮喪。如果當初阿梅沒有「下海」去賺錢，這些所謂的家人，會有今天的成就嗎？也許，這就是人生吧！

後面的治療時間，阿梅總是一個人虛弱地來醫院，總是一個人孤孤單單的身影。她還是像過去一樣，把她的送餐便當留給兒子吃，不過，我也捨不得再罵她了，因為這是阿梅給她孩子，母愛的一個表現。

今年初，阿梅的狀態愈來愈差了，她還是一個人來接受治療，不過，她也好似「精明」了起來，開始擔心她兒子將來的所有生活，擔心他的吃，擔心他的住，擔心他的一切。

上個月，阿梅走了，那時的她，還是擔心如果自己走了，就沒有中午免費的便當給她的孩子吃了。

我想，母愛，是世界上最偉大的東西，也是世界上最難解釋的東西了。

我想，現在的阿梅，一定還擔心著她的孩子吧！

南迴部落的阿松

阿松，一個三十來歲的排灣族大朋友，認識他，也照顧他六年多了。

第一次是在部落的大樹認識他的，當時，他因為精神症狀的急性發作，一個人像猴子似地爬到大樹上，一會兒大聲喊叫，一會兒大力跳躍，大伙兒在樹下，每個人都捏了一把冷汗，一直拚命努力地安撫他，深怕他一個不小心從樹上掉下來受傷。

有趣的是，現場聽見此起彼落，交錯穿插的國語、台語、排灣族語，大家把每一種能用的語言全部都派上用場了，只聽見樹下的人緊張的不斷叫他趕快下來。果不其然，他就真的「跳下來」了。很神奇地，他只有腳踝扭傷，別無大礙。當然，我也很幸運地順利把他拐回台東馬偕精神科病房治療。

在阿松住院的期間，我們很努力地聯絡他的家屬，而他的哥哥和妹妹都是長年住在外地，連自己的生活都過不去了，又如何有餘力照顧生病的阿松。所以，我們只能另外幫阿松想辦法，找資源。

準備出院時，阿松又恢復了以往開朗活潑的狀態，我們協助他處理醫藥費，而他回家的車資，當然也就不小心一起「處理」了。

我們與衛生所討論之後，就開始了居家訪視和長效針劑治療，偶爾會遇到阿松的哥哥，有時也會遇到阿松的妹妹。可是，阿松卻始終像個讓人擔心牽掛的大孩子，總要我提醒東也叮嚀西的。

日子就這樣，在平平淡淡的寧靜中度過，不料，九月份時，在一次訪視之後的隔天，阿松竟然出了一場相當嚴重的車禍。他住在ICU時，ICU社工問我有關於他過去的病情，家庭狀態。大家一直不斷的問我：「楊醫師，如果阿松癱瘓了，該怎麼辦？你有什麼想法嗎？還是你有什麼好的建議嗎？」

我應該只是一個曾經照顧過他六年的「醫師」，怎麼突然間，我好像變成一個幫他考慮未來可能的「家人」？後來，很幸運的，阿松轉到了一般外科病房，然而因為車禍造成了嚴重的腦傷，使得阿松整個人更退化的像個小孩子一樣。

病房護士小姐又用電話聯絡上了我：「楊醫師，阿松一直喊著，我要找我的主治醫師，我要找我的楊醫師，他都沒有人來訪視他，照顧他，楊醫師你可以常常來看阿松嗎？」

那種矛盾和糾結的心情又不斷湧上來了，我應該只是一個「醫師」，一個曾經照顧過他的「醫師」，突然間，怎麼好像變成是他的「家人」似的。

其實，阿松住院期間我一直不敢去看他，因為，我還是一直認為阿松應該還在部落遊遊蕩蕩，就像第一次見到他的那天一樣，像隻自由自在的猴子，手腳俐落的在大樹上攀爬跳躍。他不可能住院，不可能車禍，不可能……

每天，默默的上醫師系統，查詢他的身體狀態，每天問照顧他的護士，他的狀況如何，恢復進展如何。可是，在阿松住院時，我始終還是沒有勇氣去看他，因為，我擔心，我會難過。

阿松兩週前出院了，社工把他安置在一個安養院。社工說，阿松還是一直重複的說著那句話：「我要找我的主治醫師，我要找我的楊醫師。」

昨天在南迴公路的精神科居家訪視路程中，途經南迴部落的廣場，少了阿松熟悉的爽快笑聲，我也又少了一隻羊。少了照顧六年之久的阿松，心裡彷彿缺少了什麼一樣，有一點點莫名的悵然，也有一點點說不出的失落感。路過阿松家，看到了那棟沒有點燈的老房子，不知怎麼地，看著那孤伶伶的老房子，今天竟顯得更加落寞。

回程的路途上，經過了阿松安置的療養院，車子在路邊停了十分鐘，猶豫了好久好久好久……也糾結了好久好久好久……

想念著阿松，也捨不得一個人的阿松，可是，最後，我還是決定沒有上去看阿松。

阿松，對不起，楊醫師還沒有準備好，因為，我還是只記得那個開朗陽光的阿松，我害怕，我的眼淚還是那麼不爭氣，會不由自主的掉下來。我害怕，當我看到阿松時，不知道該說什麼安慰的話才好。

下一次吧！當我準備好了的時候，我再去看你。對不起，阿松……

現在的楊醫師真的還沒有做好準備。請你再等等我吧！

再見了，可愛的阿郎！

阿郎，在我眼中，他永遠都是一個最可愛，最單純的孩子。他是我的居家病人，永遠只會露出白白的牙齒，對著我傻笑。

阿郎是個布農族的「大男孩」，從小就是輕度智能障礙的孩子。二十歲以後，上天又對他「惡作劇」，他開始有幻覺的干擾，不僅混亂了他的人生，混亂他的家庭生活，也混亂他的社區互動。

他被教會弟兄帶來台東馬偕身心科治療，因為他的吉娜（布農族語：媽媽）不識字，不會搭公車，也不會騎車，因此，我們就將他收為精神科社區照顧個案。

永遠記得第一次訪視阿郎的情景，那天，吉娜臨時去山上打臨工賺生活費，阿郎乖乖地聽吉娜的話，在家裡等著我們。品蓁護理師打了好久的電話都沒有人接，繞了好遠的山路，問了好多人家，經過一番波折，千辛萬苦，好不容易才找到在山邊下的阿郎家。

阿郎他沒有接電話，因為吉娜只叫他「乖乖在家等我們」，吉娜沒有囑咐說要接電話，所以阿郎就讓電話響了一個下午。記得品蓁問他吉娜的手機號碼時，他說要問問別人，接著，彎下腰拿起自己的拖鞋，嘰哩呱拉地講了一堆布農族語，之後就給了我一串「數字」，叫我們拿他手上的手機與吉娜聯絡。

記得當時我和品蓁只覺得又好氣又好笑，所以我才說，阿郎在我心中永遠是個最可愛的孩子，是個天使。

去年初，阿郎抱怨肚子痛，找了好多醫院檢查，總找不出原因，吉娜拿著兩包阿郎摘的原住民野菜「放屁豆」送給我和品蓁。

吉娜說，阿郎笨笨，身體不舒服不會說，說了醫師也聽不懂，安排檢查也不會配合，拜託我安排阿郎住院做檢查。

「因為阿郎只會聽你這個醫師的話，別的醫師的話他才不會聽。」

就這樣，我們幫阿郎安排住院，安排檢查，結果我們「不小心」發現阿郎大腸有了腫瘤，也安排了手術治療。後來阿郎轉診到北部醫院繼續治療，三個月後，阿郎出院回來台東，吉娜照顧著他，我們還是像以前一樣，每隔兩個星期去給阿郎做居家治療。

半年前，吉娜害羞地又拿了兩包阿郎摘的放屁豆拜託我們。她說，阿郎又開始肚子痛，吃不下飯，他不要去台北的醫院治療，阿郎還是習慣台東的楊醫師，還是習慣熟悉的楊醫師。我們又安排了住院，又安排了檢查，結果我們又「不小心」發現阿郎轉移的新腫瘤。

住院時，阿郎一直是個簡單，可愛，單純的大孩子。護士問他：「你會不會擔心癌症？會不會擔心死亡？」他簡單地回答：「什麼是癌症？什麼是死亡？我還會看到你嗎？我會死掉嗎？我會看到天使嗎？我會去天國嗎？」因為阿郎的智商，許多複雜的人生問題，也突然好似簡單起來。

每次看到阿郎，我也自己發愁地捨不得他的未來，而他每次也總回應我最陽光，最快樂的笑容。阿郎的家人捨不得他的青春，把他再轉到北部醫院繼續治療。

轉院治療前，阿郎單純地問我：「楊醫生，你什麼時候再來我家？」

我難過地回答：「下個月就去你家找你，你要等我和品蓁喔！」

在北部治療的時間，吉娜總是第一時間告訴我們阿郎的治療情形，好似我們也像他們的家人一樣，因為吉娜知道我們和她一樣一直擔心著阿郎。

每次經過台九線轉入阿郎村子的路口，我和品蓁總會想起阿郎，總會聊起用拖鞋打電話的阿郎，一直帶給我們快樂歡笑的阿郎。昨天凌晨五點，第一個時間點，吉娜打電話給品蓁，告訴我們以後不用擔心阿郎了，以後可以不用來看阿郎了，但有空記得上來看看吉娜，可以上來拿吉娜家的「放屁豆」。

當品蓁告訴我時，突然想起阿郎可愛單純的笑容，突然想起，下個月我應該還要去阿郎家幫他打針才是。只是，阿郎這個可愛的天使展翅飛走了，只是，想著阿郎，想著吉娜，想著阿郎摘的放屁豆。

山邊的放屁豆的黃花開了，好大一片的黃花。

下個月，也許我該去看看吉娜，看看放屁豆結豆莢了嗎？

下個月，也許我該跟吉娜討一小袋放屁豆，因為，我還是一直捨不得阿郎，謝謝阿郎這幾年帶給我的歡樂。

再見了，可愛的阿郎。

Y 角 度 0 2 3

診療室的人生練習：和解、告別、釋放，找回平衡的自己

國家圖書館出版品預行編目 (CIP) 資料

診療室的人生練習 : 和解、告別、釋放 , 找回平衡的自己 / 楊
重源著 . -- 初版 . -- 臺北市 : 健行文化出版 : 九歌發行 , 2019.11
面 ; 公分 . -- (Y 角度 ; 23)

ISBN 978-986-97668-8-3(平裝)

1. 精神醫學 2. 醫病關係 3. 通俗作品

415.95 108016580

作者—— 楊重源
責任編輯—— 曾敏英
創辦人—— 蔡文甫
發行人—— 蔡澤蘋
出版—— 健行文化出版事業有限公司
台北市 105 八德路 3 段 12 巷 57 弄 40 號
電話／ 02-25776564・傳真／ 02-25789205
郵政劃撥／ 0112295-1

九歌文學網 www.chiuko.com.tw

印刷—— 晨捷印製股份有限公司
法律顧問—— 龍躍天律師 ・ 蕭雄淋律師 ・ 董安丹律師
初版—— 2019 年 11 月
初版 2 印—— 2020 年 2 月
定價—— 300 元
書號—— 0201023
ISBN—— 978-986-97668-8-3
（缺頁、破損或裝訂錯誤，請寄回本公司更換）